# 针灸临床治疗学

张 轶 主编

U0341305

吉林科学技术出版社

**图书在版编目（CIP）数据**

针灸临床治疗学 / 张轶主编. -- 长春：吉林科学
技术出版社，2018.7（2024.8重印）
ISBN 978-7-5578-4848-4

Ⅰ.①针… Ⅱ.①张… Ⅲ.①针灸疗法 Ⅳ.
①R245

中国版本图书馆CIP数据核字(2018)第152338号

## 针灸临床治疗学

出 版 人　李　梁
责任编辑　孟　波　孙　默
装帧设计　李　梅
开　　本　787mm×1092mm　1/32
字　　数　166千字
印　　张　5.75
印　　数　1-3000册
版　　次　2019年5月第1版
印　　次　2024年8月第3次印刷

出　　版　吉林出版集团
　　　　　吉林科学技术出版社
发　　行　吉林科学技术出版社
地　　址　长春市人民大街4646号
邮　　编　130021
发行部电话/传真　0431-85635177　85651759　85651628
　　　　　　　　　85677817　85600611　85670016
储运部电话　0431-84612872
编辑部电话　0431-85635186
网　　址　www.jlstp.net
印　　刷　三河市天润建兴印务有限公司

书　　号　ISBN 978-7-5578-4848-4
定　　价　42.00元

# 前　言

　　针灸疗法是传统中医的重要组成部分。经过几千年的临床实践，针灸学已经形成了一整套的理论体系，在临床上指导针灸科医生的治疗。针灸以创伤小、操作简单、疗效显著而深受广大患者的欢迎。中国是针灸医学的发祥地，中华民族对针灸医学的起源、发展和临床应用都做出了最伟大的贡献。

　　本书编写中，查阅了大量的医案、文献，主要阐述了针灸医学的基础理论、处方原则以及常见疾病的针灸治疗，本书结构严谨、层次分明、内容新颖、专业度高、实用性强，是一本具有一定参考价值的针灸医学类专业书籍。

　　虽然编者在编写过程中精益求精，对稿件进行了多次认真的修改，但由于编写经验不足，加之时间有限，书中难免存在不足之处，敬请广大读者提出宝贵的修改建议，以期再版时修正完善。

# 目　　录

# 第一章 总 论

## 第一节 针灸治疗概述

### 一、针灸法概述

针法和灸法是两种不同的医疗方法。针法是用针刺入人体;灸法是用热力熏灼皮肤,作用途径都是通过腧穴作用于经络脏腑,以调解人体营卫气血,从而达到扶正祛邪治愈疾病的目的。

两种疗法的特点:针刺,属于机械性的刺激;灸法则属于温热性的刺激。因而有人主张刺法偏于泻,多用于实证、热证。灸法偏于补,多用于虚证、寒证。虽有上述区别,实际临床应用不能截然分开,因为针刺通过运用手法。亦有补有泻,所以二者既可单独应用,又可结合应用。据《灵枢·官能篇》说:"针所不为,灸之所宜",说明两者在治疗作用上可以互相补充以及灸法的重要性。故临床将针法和灸法简称针灸疗法。我国应用针灸治病已有几千年的历史,近代对针灸工具及其应用也有了很大的发展,在经络腧穴的基础上,结合现代科学知识,形成多种新的针灸疗法,这样更加丰富了针灸法的内容。

### 二、针灸法的内容

1.针刺法

是采用适当的针具,刺入人体的腧穴,运用不同的手法以防治疾病的一种方法。所用的针具有毫针、皮肤针、皮内针、三棱针等,而以毫针最为常用。

2.灸法

是采用以艾绒为主要材料制成的艾炷或艾条,点燃后熏灼腧穴来防治疾病的一种方法。长时期来,临床上与针法配合应用,故合称"针灸"。

3.拔罐法

是以罐为工具,利用燃烧排出罐内空气,造成负压,使罐吸附于施术部位,造成淤血现象的一种疗法。拔罐法在古代称为"角法",系用牲畜的角制成,作外科排脓之用。随着医疗实践的不断发展,火罐的质料已大为改进,使用方法也有所发展,治疗范围也有所扩大。由于拔罐法操作简单,治疗效果较好,因此,历来受到广大群众的重视和应用,并可作为针灸疗法的重要辅助方法。

4.其他方法

如穴位注射法、埋线法、割治法、挑治法等。

## 三、针灸的治疗作用

1.调和阴阳

在正常情况下,人体中阴阳两方面处于相对平衡状态,保持人体中各组织、器官、脏腑的正常生理功能。若人体的阴阳失去平衡,发生偏盛或偏衰,就会发生疾病,进而阴阳分离,人的生命也就停止了。既然阴阳失调是疾病发生发展的根本原因,因此调理阴阳,使失调的阴阳向着协调方面转化,恢复阴阳的相对平衡,是治疗的关键所在。

针灸的治疗作用首先在于调和阴阳,正如《灵枢·根结篇》说:"用针之要,在于知调阴与阳,调阴与阳,精气乃光,合形与气,使神内藏。"这就是说针灸治病的关键在于调节阴阳的偏胜与偏衰,使机体阴阳调和,保持精气充沛,形气相合,神气内存。针灸调和阴阳的作用,基本上是通过经络、腧穴配伍和针刺手法来实现的。如胃火炽盛引起的牙痛,属阳热偏盛,治宜清泻胃火,取足阳明胃经穴内庭,针刺泻法,以清泻胃热。寒邪伤胃引起的胃痛,属阴邪偏盛,治宜温中散寒,取足阳明胃经穴足三里和胃之募穴中脘,针用泻法,并灸,以温散寒邪。肾阴不足,肝阳上亢引起的眩晕,属阴虚阳亢证。本着"阳病治阴,阴病治阳"的原则,治宜滋阴潜阳,取足少阴经穴太溪,补之;取足厥阴肝经穴行间,泻之,以协调阴阳。此外,由于阴阳之间呈相互化生,相互影响的关系,故治阴应顾及阳,治阳应顾及阴,所以又有"从阴引阳,从阳引阴"等方法。这些方法的核心仍是调和阴阳。现代大量的临床观察和实验研究也已经充分证明,针灸对各个器官组织的功能活动均有明显的调整作用,特别是在病理状态下,这种调节作用更为明显。一般说对于亢进的、兴奋的,痉挛状态的组织器官有抑制作用,而对于虚弱的、抑制的、弛缓的组织器官有兴奋作用。这种调节是良性的、双向性的。这就是针灸能治疗多种疾病的基本原因之一。如果将组织器官的病理失调与阴阳理论联系起来,均可用阴阳解释,所以说针灸调节了病理性失调,也就是调节阴阳的失调。

2.扶正祛邪

疾病的发生,关系到人体正气和致病因素(邪气)两个方面。所谓正气,即是指人体的功能活动和其抗病能力。所谓邪气,是与正气相对而言,即泛指对人体有害的各种致病因素,如外感六淫、痰饮、瘀血和食积等。当人体的正气不足以抵御外邪,或病邪侵袭人体的力量超过了人体的正气时,即可发生疾病。

疾病的过程,就是邪正相争的过程,治疗疾病就是要扶助正气,祛除邪气,改变正邪双方的力量对比,使之有利于向痊愈方面转化。

针灸具有扶正祛邪作用,具体表现为补虚泻实。针灸的补虚泻实体现在三个方面,一是刺灸法,如艾灸多用于补虚,刺血多用于泻实;二是针刺手法,古今医家已总结出多种补泻手法;三是腧穴配伍,长期大量临床经验,不少腧穴其补泻作用各异,如膏肓、气海、关元、足三里、命门等穴,有补的作用,多在扶正时应用;而十宣、中极、水沟,有泻的作用,多在祛邪时应用。现代的临床实践和实验研究证明针灸能够增强机体的免疫功能,抵抗各种致病因素的侵袭,而这种作用与中医的"扶正祛邪"相似。

### 3.疏通经络

经络是人体气血运行的通路,气血乃人体生命活动的物质基础。气血赖经络之通路运行输布全身,使人体各部获得濡养,维持正常的生命活动。经络通畅,气血运行输布正常,人体就健康,即是"通则不痛"。如果经络阻滞不畅,气血不能正常运行输布,就会发生疾病。针灸具有疏通经络,调和气血的作用。例如:风寒、湿浊之邪入侵,导致经络痹阻,气血失和,患肩痹或心痹以及其他部位经络痹阻,即"不通则病"。但可以运用针灸蠲痹通络、恢复"通则不痛",达到治愈疾病之目的。《灵枢,九针十二原》载:"欲以微针通其经脉,调其血气。"针灸具有通经脉,调血气的作用。

## 四、针灸治疗的适用范围

针灸防治疾病的适应范围,是针灸临床须首先明确的。针灸具有调和阴阳,扶正祛邪,疏通经络的作用。现代针灸研究证明,针灸可以调节生理功能,调节免疫功能和镇痛抗炎,以此分析针灸可治的疾病是比较广泛的。从文献记载和临床实际综合分析,可以归纳为三类,即:主治病证,协治病证,研究病证。

### 1.主治病证

这是指单独运用针灸,或以针灸为主,适当辅以其他疗法(推拿、药物等)可以治愈或显效的病证。这类病证是比较多的,急症、内、妇、儿、外伤、五官等科的常见病证,极大部分均可以用针灸作为主治方法。一般地说,功能性疾病疗效好,器质性疾病疗效较差或无效。

### 2.协治病证

这是指以其他疗法为它主(如药物、手术等),但配合针灸可起协治作用、提高疗效。例如某些病证,其原发病不能用针灸主治,但用针灸解除或减轻其疼痛,还是有作用的。

3.研究病证

这是指对目前用中西医各种疗法均无疗效，或疗效很不理想的一些病证，可采用针灸方法进行防治研究。

## 五、针灸的治疗原则

针灸治疗原则是运用针灸治疗疾病所遵循的基本准则，对确立适当的针灸治疗方案具有指导意义。把握针灸的治疗原则，可以在治疗过程中更为灵活运用各种治疗方法而不失其宗旨。根据中医治疗基本原则，结合针灸治疗疾病的具体实践，可将针灸治疗原则归纳为补虚泻实、清热温寒、标本缓急、三因治宜等。

### （一）补虚泻实

补虚指扶助正气，泻实指祛除邪气。《素问·通评虚实论》说："邪气盛则实，精气夺则虚。"指出正气不足为"虚"，邪气盛为"实"。《灵枢·经脉》说："盛则泻之，虚则补之……陷下则灸之，不盛不虚以经取之。"提出了虚则补，实则泻的正治法则，这是针灸补泻的基本原则。

1.补虚

"虚则补之"是指虚证采用补法治疗。针刺补法主要通过针刺手法的补法结合腧穴特性和配伍来实现的。如某脏虚，可在其背俞穴、原穴施行针刺补法达到补益本脏的目的；此外，正气不足时可选用具有强壮作用的腧穴，如关元、足三里、气海等。此外，还可根据五腧穴对应五行的特点，结合五行之间生克制化的关系，采用"虚则补其母"的方法，如某脏腑的虚证可选用本经母穴、表里经母穴或母经母穴进行补益。另外，虚证中的陷下证候多由于气虚尤其是阳气不足引起，用灸法可温补阳气，从而升提举陷，如脱肛灸百会等。

2.泻实

"实则泻之"，指实证采用泻法治疗。针刺泻法主要通过针刺手法的泻法结合腧穴特性和配伍应用来实现。如胃实热证，可在胃经荥穴内庭运用针刺泻法起到祛邪的作用。还可根据五腧穴对应五行的特点,结合五行之间生克制化的关系,"实则泻其子",如某脏腑实证可选用本经子穴、表里经子穴或子经子穴以泻实。对于络脉淤阻之类的血瘀症,可以选取膈俞、曲泽、委中等穴,采用三棱针点刺出血的方法,或加拔火罐,直接去除瘀血,达到活血化瘀的目的。

临床中关于补和泻的内容是很丰富的,如配穴内容有全补,全泻或补多泻少,补少泻多;对施术部位的选择有上补下泻,上泻下补,左补右泻,左泻右补;在施术过程中有纯补纯泻,也有先补后泻和先泻后补。另外,还可结合气血营卫运行与天时相应,天气时运盛则泻,反之则补。由于疾病的临床证候复杂多变,有时为虚实错杂,故补泻兼施为临床所常用。除补虚与泻实并重外,还应根据虚实程度及轻重缓急决定补泻的多少先后。

**(二)清热温寒**

"清热"指热性病证治疗用"清"法;"温寒"指寒性病证治疗用"温"法。《灵枢·经脉》说:"热则疾之,寒则留之。"这是针对热证和寒证制定的"清热"和"温寒"的治疗原则。

1.清热

清热是用针灸疏风散寒、清热解毒、开窍的一种治疗方法,适用于热证,是与治热以寒的意义一致的。清、寒、疾等均属清法范畴。临床常用有以下几种:

(1)疏风散热:取大椎或风府、风池、身柱、肺俞,用三棱针刺出血,合谷、列缺针用泻法,主治风热感冒、咳嗽、脉浮数有力的表热证。

(2)清热开窍:取百会、人中、承浆、十宣,点刺法出血,用泻法,以治疗中风窍闭、中暑昏迷、小儿惊厥、热极神昏、痰迷心窍、精神失常等热盛窍闭之证。

(3)清热解毒:取大椎、颊车、翳风、合谷,针用泻法,取少商、商阳点刺出血,以治疗痄腮、咽喉肿痛、口舌生疮等温毒热证。

(4)清泄里热:根据所在脏腑,取本经之井穴或荥穴,用毫针点刺出血,以治疗五脏六腑之热证。

此外,"热则疾之"指热性病证的治疗原则是浅刺疾出或点刺出血,快速进针,快速出针,不留针。如邪热在表,或热闭清窍导致昏厥等,应浅刺而疾出,可用三棱针在大椎或十二井穴点刺出血,则有清泄热毒,醒神开窍的功效。

2.温寒

温寒是指用针灸温养阳气,温经通络,回阳固脱的一种治疗方法,适用于寒证,是与治寒以热的意义一致的。热、温、留、灸、火、熨,皆属温法范畴,临床常用有以下几种:

(1)温经通络:根据寒邪所在部位,循经取穴,针用补法,留针。或用温针,针后加灸,使其产生热感,主治瘫痪、痿软,风湿痹痛等证。

(2)温中散寒:取上脘、中脘、下脘、梁门、建里、足三里,针用补法,留针,或针后加灸,使其产生热感,以治疗胃脘隐痛得温则减、消化不良、脉沉迟之胃寒证。

(3)回阳固脱:取关元、神阙用灸法,时间宜长,用以治疗目合口张、手撒遗尿、四肢厥冷、脉象微弱的元阳欲脱之证。

其中,"寒则留之"指寒性病证的治疗原则是深刺而久留针。如寒邪内生之疾,针刺应深且多留针,并可加用艾灸以温散寒邪。此外,治疗热证还可用"透天凉"法;治疗寒证可用"烧山火"法。

(三)标本缓急

标与本是一个相对的概念,指在疾病的发展变化中各种矛盾的主次关系。标本含义颇广,可以说明疾病过程中各矛盾的本末、主次、先后关系。从病变部位来说,内为本,外为标;从邪正双方来说,正气为本,邪气为标;从病因与症状来说,病因为本,症状为标,从疾病来说原发病为本,继发病为标。《素问·标本病传论篇》曰:"知标本者,万举万当,不知标本,是谓妄行。"在针灸治疗中,要根据临床实践情况,处理好治标与治本的关系,确立相应的治疗原则。

《素问·阴阳应象大论篇》曰"治病必求其本",这是在大多数情况下治疗疾病所要坚持的基本原则。治病求本,就是针对疾病的根本原因进行治疗。临床症状只是疾病反映于外的现象,治疗要过辨证,确立证型,最终找到疾病的本质给以相应的治疗。

1.治病求本

这是针对疾病的本质进行治疗。运用这一治则的关键在于抓住疾病的根本原因,例如外感风寒引起发热,风寒是病之本,发热是病之标。此时用祛风散寒的治法以解其表则热可自退,内伤病阴虚发热,阴虚是其本,发热是病之标,此时用补阴的治法,则虚热亦可自退。其他也有根据症状出现的先后而分标本的。例如梅尼埃病所表现的眩晕引起呕吐,眩晕是本,呕吐是标,应先治眩晕,可刺风池、印堂或神庭等穴,眩晕控制则呕吐也往往随之而止。反之神经性呕吐,病先呕吐,难进饮食引起眩晕。就应先治呕吐,可刺内关、中脘、足三里等穴,待吐止则眩晕也可随之而愈。

2.急则治标

在某些特殊情况下,标病甚急,如不及时处理就可危及生命或影响疾病的治疗,此时治本不能救其急,应根据急则治其标的原则。例如中风闭证,论其病因多数由于年老肾阴亏耗、肝阳上扰巅顶而发病,但此时病势危急,应当用醒脑开窍法,刺十宣、水沟、百会等穴,先治其标,待神志清醒,再调补肝肾、疏通经络以治其本。又例如支气管哮喘发作时,痰涎上涌气道,呼吸困难,此时也应先治其标。用豁痰平喘法刺列缺、丰隆、天突、膻中等穴,待哮喘平息后,再调补肺肾或脾胃,以治其本。

3.缓则治本

如果标病并不急迫的情况下,则应遵循"治病求本"的基本原则,以治病本为先。如外感风寒引起的咳嗽,病因风寒为本,症状咳嗽为标,可针刺大椎、风池、列缺以疏风散寒治其本,则风寒去则咳嗽自愈。再如妇女更年期综合征,多数是肝肾阴亏所引起,肾水亏不能涵养肝木,就容易肝阳上亢或肝火上炎,一般应当用缓则治其本的治则补益肝肾以潜其阳,可针刺补复溜、三阴交、关元、肾俞、太冲等穴。

#### 4.标本同治

病有标本缓急,所以治有先后,但当标病与本病处于俱缓或俱急的状态时,则可采用标本同治法。《素问·标本病传论篇》曰:"间者并行",指在标病与本病并重的情况下,宜标本同治。疾病在发展过程中出现标本并重的局面,就应当标本同治。例如原发性高血压,如属于肾阴虚、肝阳亢,症见眩晕、头痛且重并有漂浮感、耳鸣健忘、心悸失眠、舌质红、苔薄白或薄黄、脉弦细而数,可针太溪、照海、肾俞等穴补肾以治其本,同时针太冲、行间、风池等穴泻肝以治其标。另外,外感病中病邪由表传里出现表里同病,例如感受寒邪引起发热、腹泻,此时在针泻合谷、曲池,清热以解其表的同时针泻天枢、上巨虚以清其里。这种表里同治,也属于标本同治的范畴。

#### (四)三因制宜

中医学整体观念认为人与自然界是统一的整体,自然界季节、地理环境等的变化与不同会直接影响到人,所以在疾病的治疗过程中也要充分考虑这些因素;同时,人的个体差异也需要在治疗方法上因人而异。三因制宜是指因时、因地、因人制宜,即根据季节(包括时辰)、地理和治疗对象的不同情况而制定适宜的治疗方法。三因制宜主要是说在针灸治疗中不能孤立地看待疾病,要看到人的整体及个体差异;人与自然有不可分割的关系,将其作为一个统一整体进行分析,只有这样,才能收到较好治疗效果。

#### 1.因时制宜

主要指在针灸治疗过程中,需根据患者所处的季节与时辰运用相应的治疗方案,因为四时气候的变化对人体的生理功能和病理变化有一定的影响。春夏之季,阳气升发,人体气血趋向体表,病邪伤人多在浅表;秋冬之季,阴气渐盛,人体气血潜藏于内,病邪伤人多在深部。在治疗上宜春夏浅刺,秋冬深刺。同时,历代医家根据人体气血流注盛衰与一日不同时辰相应变化规律,创立子午流注针法、灵龟八法、飞腾八法等择时取穴治疗疾病的时间针法。另一方面,因时制宜还包括要根据病情选择有效的治疗时机。如疟疾多在发作前 2～3 小时针刺,痛经一般在月经来潮前开始针刺才能取得较好治疗效果等等。

2.因地制宜

指根据不同的地理环境特点制定合适的治疗方法。由于地理环境、气候条件和生活习惯的不同,人体的生理活动和病理特点也不尽相同,这样其治疗方法也有差异。《素问·异法方宜论篇》指出:"北方者……其地高陵居,风寒冰冽,其民乐野处而乳食,藏寒生满病,其治宜灸焫。南方者……其地下,水土弱,雾露之所聚也,其民嗜酸而食,故其民皆致理而赤色,其病挛痹,其治宜微针。"即地高气寒之地,用灸法较多;温暖潮湿之所,多用毫针。

3.因人制宜

指根据患者的性别、年龄、体质等的不同特点进行针灸选穴的原则。人的体质有强有弱,有的偏寒,有的偏热,对针刺的耐受各不相同,需要针刺时加以区别;男女性别不同,各有其生理特点,尤其是对于妇女患者经期、怀孕、产后等情况,治疗时需加以考虑;从年龄上,老年人气血衰少,生理功能减退,不宜强刺激,壮年气血旺盛,皮肤坚固,可深刺久留针,小儿气血未充,脏腑娇嫩,宜浅刺不留针。《灵枢·逆顺肥瘦篇》曰:"年质壮大,血气充盈,肤革坚固,因加以邪,刺此者,深而留之……婴儿者,其肉脆血少气弱,刺此者,以毫针,浅刺而疾发针,日再可也。"患者的个体差异更是决定针灸治疗方法的重要因素,如体质虚弱、皮肤薄嫩,对针刺敏感者,针刺手法宜轻;体质强壮、皮肤粗厚、针感较迟钝者,针刺手法较重。

(五)同病异治与异病同治

针灸治病是通过腧穴的主治、针灸的补泻操作来激发机体调节作用而取得效果的。但在运用各种治法前还须掌握同病异治与异病同治的原则。《素问·至真要大论篇》有"谨守病机,各司其属"之说。这就是"同病异治与异病同治"治则的理论依据。所谓同病异治即同一疾病用不同的方法治疗,异病同治即不同的疾病用同一方法治疗,这种治则是以中医学的病机异同为依据的。

1.同病异治

某些疾病,其受病部位和症状虽然相同,但病机却不同,所以在治则和治法上亦因之而异。同是胃病有病邪阻滞、肝气犯胃、脾胃虚寒和瘀血凝滞等不同病因病机,因此在治法上就有散寒止痛、消食导滞、疏肝理气、温补脾胃、祛瘀通络之异。例如:寒邪者,针用泻法留针,加大壮隔姜灸以逐寒邪,食滞者,针用泻法以导积滞;肝气郁滞者,平针法以疏肝理气,脾胃阳气不振者,针用补法、留针、用小壮温灸;胃痛日久入络、血瘀气滞者,针用泻法,以理气机、活血化瘀。

2.异病同治

有些疾病,其受病部位和症状虽然不同,但主要病机相同,就可采用同一方法治疗,属肝胆气火上逆引起的头痛和肝胆气机阻滞的胁痛,尽管发病部位不同,但都属肝胆气机失调所致,都可以取手足厥阴经和手足少阳经的穴位和有关的募、俞穴,针用泻法以调其气机。其他如内脏下垂可发生于胃、肾、子宫、直肠等脏器,其部位和症状固然不同,但其病机均属气虚下陷,因而在治疗时均可用补气升陷的治法。由此可见,同病异治、异病同治与运用治法是密切相关的。

# 第二节　针灸治病特点及临床诊治规律

针灸作为一种疗法已有数千年的临床应用历史,针灸与药物治疗疾病有本质的区别,针灸疗法以刺激的方式来调节机体的机能状态,属于外治法。因此,它具有自身治病的特点,主要表现在其调节属性、效应快捷和无毒副作用等方面。针灸临床上既要遵循中医学的一般基本理论和辨证方法,但更重要的是在长期的针灸临床实践中形成了自身独特的诊治规律,尤其是经络辨证对于指导针灸临床更具特色。了解和掌握针灸治病特点和临床诊治规律对于科学运用针灸治疗疾病具有重要的指导意义。

# 一、针灸治病特点

针灸治疗疾病的特点是由其自身的作用性质所决定的，了解其治病特点对于临床正确选择针灸疗法具有重要的指导意义。

## （一）调节属性

针灸疗法属于外治法，针刺属于机械刺激，这是与内治法即药物疗法的本质性区别之一，针灸治疗疾病的该作用特点称为"刺激属性"或"调节属性"。不论针刺还是艾灸都是通过刺激体表的经络腧穴，以调节机体阴阳气血、脏腑功能及筋肉活动等达到治疗疾病目的的。

针灸治病依赖的是刺激腧穴，疏通经络，并通过经络而发挥调节效应，正如《灵枢·九针十二原》说："余欲勿使被毒药，无用砭石，欲以微针通其经脉，调其血气"，以及《灵枢·刺节真邪》云："用针之类，在于调气"。这里的"调"字非常准确地说明了针刺的调节属性。针灸所谓的补泻，也主要是通过调节机体的机能状态，包括脏腑的功能、气血的运行等来实现的。尽管中药治病也强调调节阴阳及脏腑功能，但中药是以物质为基础的调节和补泻，与针刺单纯以刺激来调节脏腑机能有本质的区别。

现代研究表明，针灸治疗疾病的本质是由刺激体表经络腧穴而引发的机体一系列生理学、生物学等反应性调节效应。因此，针灸作用的实质是"启动"、"促进"、"调整"，而不是外源性物质的补充，是依靠促进、激发机体自身的调节机能和自我康复能力，使机体从病态向正常生理状态转归。针灸的作用性质就决定了它的作用峰值（最大效能）是有限的，不可能跨越人体自身调节机能的极限值，这就是针灸作用的"效能有限性"特点。灸法与针刺相较而言，由于灸法存在温热刺激性质，因此，灸法在治疗寒性疾患时，其温热散寒、温通经络和温补脏腑之阳等调整作用要优于针刺。

## （二）效应快捷

针刺治病起效所需的时程短，疗效快，这是其治病的作用属性所决定的,针刺的这种特点称为"效应快捷"。正如《灵枢·九针十二原》篇说:"为刺之要,气至而有效。效之信,若风之吹云,明乎若见苍天",形象地说明了针刺疗效确切显著而快捷。《马丹阳天星十二穴并治杂病歌》云:"疟疾不思食,针后便惺惺",即指针刺治疗后患者立刻感觉舒服而轻松。这些论述均描述了针刺治病的快捷效应。如临床上失眠的患者常感到头目胀而昏沉,椎动脉型颈椎病患者出现眩晕等,针刺风池穴持续行针 1~3 分钟,患者常有头目清爽或眩晕即刻减轻的感觉;功能性单纯性胃肠痉挛出现的胃痛、腹痛,针刺足三里常可立即止痛等。

生理学研究表明,人体作为一个有机整体,在病理情况下或失代偿时,机体存在许多反应和自身调节途径,但神经反应和调节机制常常是其他反应和调节的前奏。神经系统是针刺作用发挥所依赖的重要途径之一,具有反应迅速、调节速度快等特点,这正是针刺疗法在治疗疾病时疗效快捷的原因。针刺与内服药物的作用发挥所需时程相比较而言,针刺的作用时程显然迅速而快捷,尤其是任何体内给药必须通过血液循环而把药物输送到病灶部位或一定部位,需要一定时间,而且内服药物还要通过吸收后必须达到一定的血药浓度才能发挥良好的药理学效应,这些过程都需要时间。针刺却可直接通过刺激神经、经络发挥立即或瞬间的反射性调节效应,这正是针刺治疗疾病的优势之一。

### (三)作用安全

药物治疗作为外源性物质的干预,其毒副作用是无法避免的,这是其作用实质所决定的。由于针灸只能激发人体自身的生理调节机能,促进机体释放某些自身可分泌产生的固有物质,针灸不会使机体产生新的物质,这正是针灸被称为"绿色疗法"的原因。美国国立卫生院的评价是针灸疗法对许多疾病具有显著疗效,作用确切而副作用极小,可以广泛应用。但是,针灸的副作用是操作不当所出现的,这对于任何技术操作类的治疗方法都可能会出现,完全是可以克服的。况且针灸的所谓副作用与药物的副作用是有本质区别的,对人体的健康不会产生毒性损害。

### (四)适应证广

针灸作为外治法的一种疗法,在内、外、妇、儿、五官科等各科中都有其适宜治疗的疾病,从古到今随着针灸临床实践的不断深化,针灸治疗的病症也在不断地扩大,尤其是各科的疼痛性疾病、功能失调性疾病更为适宜。总体上而言,凡是依靠促进机体自身调节机能可以实现良性转归的疾病,都是针灸的适应范围。在临床上针灸治疗疾病的效应情况也有差别,某些疾病单用针灸治疗就可取得良好疗效;部分疾病针灸可作为主要治疗方法,但为了提高疗效有必要结合药物或其他疗法;还有一类疾病针灸只能作为辅助治疗手段,这些都是针灸的适应证,熟悉这些具体情况对于指导针灸临床非常重要。

总之,针灸的效能是建立在人体自我调节机能基础上的,这就是说,针灸的作用效价不能离开人体的自我调节机能而独立存在,认识到针灸作用的这一特点就会科学地预测针灸的效能,即要抓住疾病发生发展的过程和阶段,科学而灵活地运用针灸治疗疾病,当疾病处于通过促进自身调节功能难以实现疾病的良性转归时,应及时运用药物或其他疗法,以免延误病情。

## 二、针灸临床诊治规律

针灸临床诊疗过程中所运用的诊治方法,既包括中医临床上的四诊及各种辨证方法,又有针灸临床自身独特的方法即经络辨证。辨证论治是中医学的基本特点之一,也是针灸临床必须遵循的基本原则。但是,针灸疗法属于外治法,与传统的内治法有显著的不同,尤其是在经络学说指导下的经络辨证、辨经选穴施治规律,更是针灸临床的特色所在。因此,中医学的辨证论治理论对于针灸临床具有一定的普适性,而经络辨证更是其临床诊治的核心和特征。本节将从辨病、辨证、辨经3个方面讨论针灸临床的诊治特点。

### (一)辨病

1.中医与西医辨病的区别

中医学的特点是辨证论治,但中医并非不辨病,不论辨证还是辨病,都是中医学对疾病的诊断方法。相对而言,辨证诊断侧重于把握一个病的局部阶段病候特征,以及不同疾病的横向联系和共同规律;而辨病诊断则侧重于一个病的个体特征和发生发展的全貌,与辨证诊断比较,辨病诊断往往需要漫长的完整的观察和探索。如对于肺痨的认识,在《内经》及《金匮要略》等经典医籍中并无肺痨病名,大多归到虚劳、虚损一类病症中。晋代《肘后备急方》认识到其传染性,唐代《备急千金要方》提出"痨热生虫在肺",明确其病位在肺,为感染"痨虫"所致,因此,辨病是一个逐步深化的过程。

中医学与西医学在对疾病的认识和命名上有明显的区别,这是由于历史条件的限制和中医对疾病认识的方法学所决定的。中医没有也不可能采用如同西医一样的以实验室检查为基础的命名原则,而主要是根据对临床表现的观察来进行命名。因此,中医除有少数的病名与西医病名具有对应性和特异性外,大多数都是以临床症状和特征命名的。但是,由于中医学本身固有的特点和认识疾病的方法学,一直将这些症状类病名当做具体的疾病来看待,一方面是在长期的临床实践中积累了丰富的经验,同时在中医理论指导下也逐渐形成了对其病因病机、临床特点、鉴别诊断、发展变化、转归预后的系统认识,并形成了相应的辨证论治方法和体系。中医学的宝贵经验和丰富的学术思想正是通过对这些具体疾病的认识来体现的。长期的临床实践证明,这种以症状和体征命名的疾病,在中医学这个特殊的理论体系中,不仅具有与西医关于疾病概念的同等意义,而且还能有效地指导着中医临床。因此,在临床上我们首先要按照中医学的思维特点和知识对疾病进行辨别和诊断,这对于病因病机分析和辨证论治都具有重要的指导意义,也是发挥中医特色的具体体现。

2.辨病因与辨病位

在针灸临床上,按照中医辨病的思维,首先要根据病因分清是外感还是内伤病。外感病是由外感六淫所致,以祛除外邪为主,常选肺经、督脉等经穴;内伤病是由于七情、饮食劳倦、气血津液输布失常及病理代谢产物而发病,以调理脏腑功能为主,常选背俞穴、募穴、下合穴、原穴等。其次要按照病位辨别是脏腑病还是头面躯体部经络肢节的病症。一般而言,躯体部的经脉筋骨病变位置表浅,定位准确;从病机而言,躯体病变多为经络气血阻滞,或经筋受损、功能失调,表现为疼痛、麻木、肿胀等。躯体性疼痛定位明显,常见骨、软组织的病变,呈刀割样、针刺样,以及以自发的、灼烧样、触痛样为特点的神经痛,因此,经络辨证非常适宜以疏通经络、舒筋活络、活血止痛等为基本的治法。内脏病位置较深,定位模糊,按照中医脏腑、六因、气血津液等辨证最为适宜;内脏病变多表现出复杂的症候群,是内外因素导致的脏腑功能失调;内脏病疼痛的特点是钝痛、绞榨性痛,定位不准确;以协调脏腑功能、扶正祛邪等为基本的治法。由于躯体与内脏病在发病机理和治疗上明显不同,因此,辨别躯体病与内脏病对于病因病机的分析和确定针灸治法与选穴等具有重要的指导意义。

总之,中医学以症状类命名的病名可能包括多种西医的疾病,其优点是把握共性、异病同治,化繁就简,但其缺点是个性上认识不足。如呕吐、腹痛、胃痛、黄疸等,这种病名包括了多种西医的疾病,由于不同疾病有其自身的发生发展规律和临床证候学特点,以及不同的预后,因此,辨病是临床上首要的诊疗技能,现代临床上西医的疾病诊断也应该作为中医临床辨病的重要补充。人类对疾病的认识是不断发展的,现代临床上我们既要有扎实的中医辨病知识和能力,也要吸收西医学的疾病诊断技术,具备中西医双重诊断的能力,这样才能适应临床的需要,对于我们应用针灸治疗疾病有所裨益。例如,面对一个中医诊断为漏肩风的患者,如果经多次针灸治疗毫无效果,我们就有必要给患者进行肩关节的 X 线或 CT 等影像学检查,要排除肺癌等恶性病导致的肩关节粘连;又如对于胃痛的患者,要鉴别是单纯性胃痉挛、胃炎还是消化性溃疡,它们的临床特点和病理机制是不同的,更重要的是要排除胃癌,否则不仅针灸疗效不佳,还可能延误患者的病情。因此,我们要具有中西医双重辨病的能力。

### (二)辨证

辨证是在中医基础理论指导下,通过对患者的临床资料分析综合,从而对疾病当前的病理变化本质作出判断,并概括为具体证名的诊断思维过程。证候是疾病的发生和演变过程中,某一阶段本质的反映。它以某些相关的脉症表现出来,能够不同程度地揭示病位、病性、病因、病机、病势等,为治疗提供依据。它是在疾病发生发展到某一阶段病情的总概括,是对疾病当前本质所作的一种诊断性结论。

辨证论治是中医学的基本特点之一,中医临床的辨证方法十分丰富,如八纲辨证、脏腑辨证、气血津液辨证等。在中医临床的发展过程中,经络学说也对中医辨证方法产生着深远的影响,如张仲景在《伤寒论》中创立的六经辨证,通过体表络脉的形态与色泽变化辨别疾病的虚实寒热等。总体上而言,针灸临床上脏腑病多选用脏腑辨证、气血津液辨证等方法。本节只简要论述八纲辨证对针灸临床的指导意义。

1.阴阳

阴阳是八纲辨证的总纲,所有疾病都可概括为阴证、阳证两个方面。《伤寒论》中提出了病在三阳多用针刺,病在三阴多用灸法。病在三阳者,多系外邪初中,正气未衰的实证或热证,宜用针刺,以泄热邪;病在三阴者,宜用灸法,以温中散寒,回阳救逆。在针灸临床上,一般阳证多用针刺,阴证多用灸法;如果证属阴阳两虚时,也多用灸法。正如《灵枢·官能》云:"针所不为,灸之所宜……阴阳皆虚,火自当之"。

2.表里

表里是辨别病位及病邪深浅的纲领。一般而言,表证宜浅刺,里证宜深刺。如扁平疣病位在表皮,局部穴位可浅刺、围刺、透刺;而坐骨神经痛病位较深,针刺环跳穴时宜用长针深刺;体表的红丝疔可沿红丝线用三棱针点刺出血;腱鞘囊肿针刺局部穴,应刺透囊壁放出积液。正如《素问,刺要论》篇云:"病有沉浮,刺有浅深,各至其理,无过其道。"

3.寒热

寒热是辨别疾病性质的纲领。寒属阴,多用灸法;热属阳,宜用针刺法。《灵枢·经脉》云："凡诊络脉，脉色青则寒且痛，赤则有热。胃中有寒，则手鱼际之络多青。胃中有热，则鱼际之络赤。其暴黑者，久留痹也。其有赤有青有黑者，寒热也。其青而小短者，少气也"，即观察络脉的色泽变化还可辨别疾病的寒热及虚实属性。

**4.虚实**

虚实是辨别疾病正邪盛衰的纲领。实证以邪气盛为主，虚证则以正气不足为临床表现；虚证用补法，实证用泻法。另外，针灸临床上通过观察体表络脉的见与不见、隆起与凹陷情况也有助于辨别疾病的虚实。正如《灵枢·经脉》云："凡此十五络者，实则必见，虚则必下，视之不见，求之上下，入经不同，络脉异所别也"。

**（三）辨经**

辨经是按照经脉病候的临床表现特征或病变部位进行归经的临床辨证方法，是经络辨证的核心内容，是针灸临床上独具特点的辨证方法，因此，对针灸临床具有重要的指导意义。辨经的方法主要包括病候归经和部位归经。

**1.辨候归经**

经脉病候特征性表现主要根据《灵枢·经脉》中记载的十二经脉"是动病"和"所生病"以及《难经》奇经八脉的病候内容进行辨经。临床上可根据患者所出现的证候，结合其所联系的脏腑进行辨证归经，如《灵枢·经脉》篇论述手太阴肺经病候为"是动则病肺胀满，膨膨而喘咳，缺盆中痛，甚则交两手而瞀，此为臂厥。是主肺所生病者，咳，上气，喘喝，烦心，胸满，臑臂内前廉痛厥，掌中热。气盛有余，则肩背痛，风寒汗出中风，小便数而欠；气虚，则肩背痛、寒，少气不足以息，溺色变。"即当患者临床表现为上述证候时可辨为手太阴肺经病。《素问·骨空论》曰："冲脉为病，逆气里急"，"督脉为病，脊强反折"等，这些病候的论述都为督脉、冲脉病证的辨别奠定了基础。

**2.辨位归经**

辨位归经是按照经络循行特点，对病变部位进行辨经。如头痛，痛在前额者多与阳明经有关,痛在两侧者多与少阳经有关,痛在后项者多与太阳经有关,痛在巅顶者多与督脉、足厥阴经有关,这是根据头部经脉分布特点辨证归经。又如,当下肢外侧出现疼痛、麻木时可辨为少阳经病证,后侧出现病痛时则归为太阳经病证;腰痛以脊柱正中为特点时归为督脉病证,若以脊柱两侧疼痛为主或有明显压痛点时可归为足太阳经病证。临床上部位归经的常用方法包括经络望诊、经络切诊以及经络穴位的电、热测定等。

(1)经络望诊:是医生通过直接观察经络所过部位的皮表发生的各种异常变化,对病变进行归经的方法。经络望诊时要全面观察经络腧穴的色泽或形态变化,如色素沉着、皮疹、局部隆起、凹陷或松弛等,根据这些特征性变化所在的经脉可进行归经。

(2)经络切诊:是在经络腧穴部位上运用按压、触摸等方法来寻找局部的异常反应,如压痛、节结、条索状物或松软、凹陷感等,对病变进行归经的方法。当人体出现疾病时,常在有关经络腧穴按压时出现较敏感的酸、麻、胀或痛感,甚或向远端沿经络走行方向放射,尤其以压痛最常见。在急性疾病时,其明显程度常和病情呈正相关。皮肤下出现节结或条索状物,称为阳性反应物,反应物有多种形态,其大小数目也不同,有梭形、球形、扁平形甚或呈串珠形等,常是疾病的反应点或部位。经络切诊的部位通常在背部穴位、胸腹部的募穴以及四肢部位的原穴、郄穴、下合穴等。经络切诊既有助于病变的归经,又可诊察相关的脏腑病变,同时可为针灸临床选穴提供直接的依据。

3.辨经虚实

辨别经络的虚实有助于判定脏腑的虚实。近年来,经络穴位皮肤电、知热感度测定等方法被广泛应用于临床。穴位皮肤电测定是利用经络经穴测定仪检测腧穴部位的电参数,以判断经脉气血盛衰的方法,包括探测经络穴位皮肤导电量的变化和检测经络腧穴上引出电流的大小。测定时多选择各经的原穴,也可同时测井穴、郄穴、背俞穴或募穴。通过对所测定的数据分析,可进行经络或脏腑虚实的辨证。知热感度测定是以线香或其他热源刺激十二井穴或背俞穴以诊察疾病的方法，此方法可测定人体腧穴对热刺激的感受度，比较左右差别，分析各经气血的盛衰。如刺激时间长而数值高时出现痛觉，一般属于虚证，反之则属于实证。如果两侧均高或均低，则提示左右经可能均虚或俱实。

总之，针灸临床上通过辨病、辨证、辨经相结合，才能全面的把握疾病的本质和特征，为制定正确的针灸理、法、方、穴、术奠定基础，从而达到提高临床疗效的目的。针灸治疗疾病的本质是刺激腧穴来促进机体自身的调节机能和康复能力，因此，针灸疗效的决定因素主要包括疾病的性质、刺激参数和施术的部位。针灸的最大效能能否足够地对疾病过程进行有效的干预，主要取决于疾病的性质，这也表明针灸治疗疾病有其适用范围。刺激参数决定了针灸治疗过程中能否充分发挥其最大和最佳的效能；而施术部位是否正确的选择也直接影响着针灸疗效。针灸疗法的特色优势主要表现在独特的理论、技术体系以及防病强体和治疗病种特点等 4 个方面。

# 第三节 针灸疗效的决定因素

针灸作为一种疗法，从理论上讲具有一定的普适性，但也有自己的适宜范围，因为任何一种疗法的作用都有其优势和局限性，如外科手术产生的原因正是由于某些疾病使用药物治疗无法解决。因此，理性认识任何一种疗法的优势和局限性是临床医生必须具有的素质，这正是希腊医生、解剖学之父查尔塞顿的赫罗菲留斯所说的"高明的医生懂得，什么可能，什么不可能"的意义所在。

早在唐代，药王孙思邈在《备急千金要方》中就说："若针而不灸，灸而不针，皆非良医也。针灸不药，药不针灸，尤非良医也。"这就是中国民间常说"一针二灸三用药"理念的出处。显然他深刻地认识到了针、灸、药各自的特点优势和局限性。针灸疗效的决定因素主要包括以下几个方面。

## 一、疾病的性质

疾病的性质是决定针灸疗效的关键因素之一,针灸治疗疾病的实质是促进机体自我调节功能,针灸治病本身绝不是外源性物质的补充,因此,针灸的效能是建立在人体自我调节机能的基础上的,也就是说,针灸的作用效价不能离开人体的自我调节机能而独立存在。疾病的性质非常复杂,致病原因和发病过程千差万别,因此,疾病的性质决定着治疗方法的选用。人体在疾病发生初期,机体自身可通过神经、免疫调节等抗病机制以抵御疾病的发生发展,如果仅靠机体自身的这种防病抗病能力不能阻止疾病的进展,人体就会发生疾病,出现失代偿期,甚至形成病理结构的变化。实践证实,人体仅靠自身的调节和抗病机制阻止疾病的发生是有限的,而针灸对机体自身的潜在抗病能力过程有一定的促进和激发作用,但不可能逾越机体潜在的自身抗病能力的极限值。而且同一种疾病常有发病阶段和类型的不同,这些因素都影响着针灸的疗效。当我们清楚地认识到针灸的这一特点时,就会科学地预测针灸的效能,也就是说,要抓住疾病发生发展的过程和阶段,科学而灵活地运用针灸治疗疾病。当疾病处于通过促进自身调节功能可实现疾病的良性转归时,我们要及时运用针灸进行治疗;当疾病处于通过促进自身调节功能难以实现疾病的良性转归时,我们应及时的运用药物或手术等其他疗法。一般而言,当疾病处于初期、早期或恢复期,尤其是功能失调性疾病和疼痛性疾病,针灸常会有较好的疗效。另外,患者的机能状态对针灸疗法的敏感性也是十分重要的因素。

## 二、刺激参数

由于针灸疗法是外治法,针刺本身属于机械刺激,不论针刺还是艾灸都是通过刺激体表的经络腧穴或者神经系统而达到治疗疾病的目的。因此,刺激参数是影响针灸作用的关键因素。从广义上讲,毫针刺法的刺激参数应包括进针方向、进针深度、具体手法操作的强度和时间及留针时间的长短等环节;而狭义的刺激参数是指与毫针刺激量及效应密切相关的量学因素,主要包括手法操作的强度和时间两大要素。

**1.刺激的强度**

针刺刺激的强度是通过手法作用力的强弱而实现的。生理学研究表明,外加刺激必须达到一定的强度,才能引起细胞的兴奋或产生动作电位,即足够的刺激强度是引起细胞兴奋的基本条件。同样针刺的有效刺激强度是激发经络功能的基本条件。在毫针刺法中,有效的刺激强度是以得气为标志的,即能使针下产生得气的最小刺激强度是激发经气功能的阈刺激量。总体而言,可通过得气的强弱来判定刺激量的大小,分为轻、中、重三种不同的刺激量。轻者,针下感应柔和;中者,针下感应明显;重者,针下感应强烈。具体而言,则以捻转、提插针体的频率、幅度和角度来决定刺激量的大小。另外,在捻转、提插操作中,当术者手、腕、臂同时用力时,刺激量就大,若仅用手指力量刺激量就小。

**2.刺激的时间**

生理学认为,刺激触发动作电位的条件,不但要有足够的强度,而且还要有最短而又有效的刺激作用持续时间。如果刺激作用时间过短,无论刺激强度多高,也不能触发动作电位。即针刺强度足够时,也必须持续一定的时间才能达到激发经气的作用。在施行针刺手法时,作用力持续的时间直接关系着疗效,因为这关系到一次针刺是否达到了有效的刺激治疗量。古人在论述针刺时以"得气"为标志,但临床实践证明,仅仅以"得气"作为一次有效的治疗量是不够的,必须注意得气持续的时间。如现代研究表明,椎基底动脉供血不足时,在风池穴用捻转手法持续1~3分钟常常有明显的治疗作用;如果仅仅使局部"得气"后,不再持续行针,治疗作用较差。急性胃痛、呕吐、牙痛、晕车时,针刺手法持续1~3分钟或更长时间,才能达到有效的刺激量。尤其是当要达到气至病所时,更要持续操作足够的时间。因此,根据患者的具体病证和情况,确定作用力持续的最佳时间参数是提高临床疗效的关键之一。另外,刺激强度的变化率也不可忽视,如果刺激强度增加过慢,尽管达到了阈强度也不能触发细胞兴奋。

在毫针操作中,由于患者自身的敏感性不同,对刺激阈的要求也不一样,要注意针刺刺激强度的及时增加和调整。如果持续操作时间较长,要注意捻转及提插手法的强度、频率及幅度;如果长时间用固定的刺激参数,人体可能会产生耐受性,而降低针刺效应。在《内经》中早有"刺婴儿者,速刺而疾发针,日可再"的记载,说明古人已经认识到要正确掌握针刺作用持续的时间,及时进行下一次治疗。每一次针刺治疗后,其作用会持续一定的时间,这又因病种而异。如现代研究表明,中风患者常常在针刺治疗后约 20 分钟,脑血流改善最明显,持续 6 小时左右即明显衰减,这就表明在 6 小时后应进行第 2 次治疗。又如偏头痛发作期间、慢性阑尾炎腹痛发作时,每日针刺 2~3 次,可取得更好的疗效。

灸法与针刺相较而言,由于灸法存在温热刺激性质,因此,灸法比针刺在治疗寒性疾患时,灸法的温热散寒、温通经络和温补脏腑之阳等作用要优于针刺。当然,这并不是否定针刺在某些情况下治疗热症的作用。另外,针刺补泻手法的正确运用也是影响疗效的重要因素。

### 三、施术部位

施术部位是决定针灸疗效的第 3 个因素,在临床上针对疾病选择合适的腧穴是非常重要的。全面掌握腧穴性能和主治特点,对提高针灸疗效至关重要。如清泻热邪主要选大椎、井穴等,补气主要选用气海,治疗脏腑病症主要选用俞募穴,治疗急性病症主要选井穴和郄穴,治疗热性病症选荥穴等。另外,五输穴还具有金、木、水、火、土的属性,阳经井穴属金,阴经井穴属木,可按照"虚则补其母,实则泻其子"的原则选穴。如肺阴不足,可选用肺经的经渠,因经渠为肺经的经穴,在五行中属于金,金生水,故可补益肺阴。

# 第四节　针灸的特色优势

特色是事物所表现的独特的色彩、风格;优势是能超过对方的有利形势。特色是由事物本身的性质决定的,所以是不变的;优势则是在与它事物比较中产生的,是相对的,可以发生变化的。优势与特色结合起来谈,重点在优势上。因为优势依特色而存在,优势明显则特色突出;特色借优势而彰显,没有优势,特色也就没有意义。

针灸学特色可概括为理论上的特色、技术上的特色、防病强体及治疗病种的特色4个大的方面。理论上的特色集中地表现在经络学说、腧穴理论、辨经治疗等,经络、腧穴构成了针灸学的基本特色,成为针灸治疗疾病的理论和临床基础,判定一种疗法是否属于针灸学范畴,其治疗的核心是否以经络、腧穴理论为指导就成为唯一的标准。技术上的特色主要包括各种针具、针刺操作技术、灸法、拔罐法等,这些具体的技术手段和操作方法构成了针灸学富有特色的技术体系,是治疗疾病的具体技术载体。防病强体是针灸疗法的特色之一,近年来广泛用于亚健康的防治。治疗病种特色主要表现在对功能失调性、疼痛性疾病及感觉、运动功能障碍性疾病等方面。

所谓针灸的优势,是说针灸所独特具有的而其他疗法没有的,或其他疗法有但针灸更强的方面。从这种观点出发,针灸理论、针灸技术的特色是其独有的知识和技术体系,是针灸的优势之一;针灸治疗病种的优势,具体体现在疗效优势或疗效相当但无毒副作用以及减毒增效等方面。如周围性面瘫、假性球麻痹、腹部术后肠麻痹及排尿困难、癔症等都是目前针灸疗效具有明显优势的治疗病种,这一优势是针灸最实用、最重要的优势,需要我们深入研究,因为不管针灸有多少优势,最终要落实到治病的优势上来,这是针灸存在的意义所在。另外,针灸的卫生经济学也是优势之一,而且还有治疗过程的人性化、提高患者的生存质量、无毒性、操作简便、适宜基层运用等都可看做是针灸的其他优势。

# 第二章 腧 穴

腧穴是人体脏腑经络之气输注于体表的特殊部位。人体的腧穴既是疾病的反应点,又是各种疗法施术的部位。经穴归属于各经脉,经脉又隶属于一定的脏腑,故它们之间形成了不可分割的密切联系。

## 第一节 概论

腧穴,是脏腑、经络之气输注于体表的部位。腧,又写作"俞"、"输",含有转输的意义;穴,有孔隙的意义。腧穴,即针灸施术的部位,在历代文献中,还有气穴、孔穴等名,通俗称作穴位。腧穴具有输注气血、反应病痛、扶正祛邪的作用。针灸等治法,即以腧穴为依据,运用适当的方法来调整机体功能,增强人体的抗病能力,以达到防治疾病的目的。历代医家关于腧穴的位置和主治病证有丰富的记载,并形成了系统的理论。

### 一、腧穴的分类

**1.十四经穴**

简称经穴。分属于十二经脉和督、任二脉的腧穴,共有 361 个穴,各穴都能主治所属经络的病证。其中十二经脉的腧穴均为左右对称的双穴;督脉和任脉的腧穴,则为分别分布于前后正中线的单穴。

**2.经外奇穴**

凡有具体名称和固定位置但尚未归入十四经的经验有效穴,统称为"经外奇穴",简称"奇穴"。"奇"有奇异和奇特的意思。奇异是指奇穴的分布较为分散,大多数不在十四经脉循行线上。奇特是指一些奇穴对某些病症有奇特的疗效,如百劳穴治疗瘰疬、四缝穴治疗小儿疳积。

### 3.阿是穴

又称不定穴、天应穴、压痛点等。凡既无具体名称,又无固定位置,而是以压痛或其他反应点作为刺激的部位,统称为"阿是穴"。阿是穴多在病变附近,也可在远离病变处,多随疾病的发生而出现,随疾病痊愈而消失。

## 二、腧穴的命名

十四经腧穴各有一定的位置和名称。《素问·阴阳应象大论》说:"气血所发,各有处、名。"《千金翼方》说:"凡诸孔穴,名不徒设,皆有深意。"说明穴位的命名是有一定的意义的。

### 1.依据腧穴所在的体表部位

上为天:即凡有"天"字的穴多位于身之上部(最低的是天枢穴,喻天地间之枢纽),如天突、天容、天窗、天牖、天顶等,天溪、天宗、通天、天池、天泉、天冲等。

下为地:凡有"地"字的穴多位于身之下部,如地机、地五会(地仓穴例外,此言地之物之仓库)。

外为阳:凡带有"阳"字的穴多位于身之外侧和背腰部,如阳陵泉、阳交、阳丘、阳溪,阳谷、跗阳、阳池、腰阳关、至阳等。

内为阴:凡带有"阴"字的穴多居身之内侧,如阴市、阴陵泉、阴包、阴交、阴谷、阴郄等。

前胸模拟宫殿宅舍:如巨阙、幽门、梁门、关门、期门、章门、京门,还有玉堂、中庭、步廊、紫宫、俞府、中府、气舍、库房以及气户、膺窗、天窗、天突、扶突、水突等穴。

后背配属五脏六腑:背部腧穴皆为足太阳膀胱经经穴和督脉经穴,其中五脏六腑各配属有自己的俞穴,而其他穴的命名也多与脏腑功能有关,如五脏俞穴有心俞、肺俞、脾俞、肝俞、肾俞和厥阴俞;六腑俞有胃俞、胆俞、大肠俞、膀胱俞和三焦俞;其他如筋缩、魂门与肝有关,命门、志室与肾有关,魄门、神堂、神道、阳纲、胃仓、意舍等腧穴的命名皆与相应的脏腑功能有关。

四肢譬犹地貌形象:四肢部的腧穴多是利用自然界地理的形象而命名为山、陵、丘、墟、谷、溪、沟、渎、海、池、泽、泉等。如承山、大陵、阴陵泉、阳陵泉、外丘、丘墟、曲池、合谷、小海、后溪、太溪、水泉、支沟、四渎等。

2.以穴位所在的解剖部位而命名

如会阴、腕骨、曲骨、巨骨、乳中、乳根、耳门、京骨、束骨、兑端等。

3.依据腧穴的治疗作用而命名

如迎香、水道、水分、睛明、光明、听宫、听会等。

4.依据和脏腑、经络、气血的关系而命名

如三阴交、三阳络、至阳、至阴;气户、气穴、气冲、气海;血海;以脏腑命名的主要是背俞穴,如前所述。

5.假借天象而命名

如上星、华盖、太乙、太白、天枢、太阳、紫宫、璇玑、日月等。

6.参照动植物而命名

如鱼际、鸠尾、鱼腰、犊鼻、伏兔、攒竹、口禾髎等。

7.以日常生活用具而命名

如大杼、地机、颊车、缺盆、天鼎、悬钟等。

# 第二节　定位方法

腧穴定位法又叫取穴,是指确定腧穴位置的基本方法。腧穴分布于人体各部,如果没有一定的方法来度量、测定,就很难确定腧穴的位置。临床上取穴是否准确,直接关系着治病疗效。腧穴定位的方法一般分为骨度折量定位法,体表解剖标志定位法,指寸比量定位法和简便定位法。

## 一、骨度折量定位法

骨度折量定位法,古称"骨度法",首见于《灵枢·骨度篇》。本法是以骨节为主要标志测量周身各部的大小、长短,并依其尺寸按比例折算作为定穴的标准(表 2-1)。这种分部折寸的尺度一般应以患者本人的身材为依据,不论男女、老少、高矮、胖瘦均可以此为标准来测定腧穴。临床应用时常把取穴部位骨节两端的长度(尺寸)折成为一定等份,每 1 等份为 1 寸,故有人又将其称之为"指测等份定位法"。

表 2-1　常用骨度分寸表

| 部位 | 起止点 | 折量寸 | 度量法 | 说明 |
|---|---|---|---|---|
| 头面部 | 前发际正中至后发际正中 | 12 | 直寸 | 用于确定头部经穴的纵向距离 |
| | 眉间(印堂)至前发际正中 | 3 | 直寸 | |
| | 第 7 颈椎棘突下(大椎)至后发际正中 | 3 | 直寸 | 用于确定前或后发际及其头部经穴的纵向距离 |
| | 前两额发角(头维)之间 | 9 | 横寸 | 用于确定头前部经穴的横向距离 |
| | 耳后两乳突(完骨)之间 | 9 | 横寸 | 用于确定头后部经穴的横向距离 |

续表

| 部位 | 起止点 | 折量寸 | 度量法 | 说明 |
|---|---|---|---|---|
| 胸腹胁部 | 胸骨上窝(天突)至胸剑联合中点(岐骨) | 9 | 直寸 | 用于确定胸部任脉经穴的纵向距离 |
| | 胸剑联合中点(岐骨)至脐中 | 8 | 直寸 | 用于确定上腹部经穴的纵向距离 |
| | 脐中至耻骨联合上缘(曲骨) | 5 | 直寸 | 用于确定下腹部经穴的纵向距离 |
| | 两乳头之间 | 8 | 横寸 | 用于确定胸腹部经穴的横向距离 |
| 背腰部 | 肩胛骨内缘(近脊柱侧点)至后正中线 | 3 | 横寸 | 用于确定背腰部经穴的横向距离 |
| | 肩峰缘至后正中线 | 8 | 横寸 | 用于确定肩背部经穴的横向距离 |
| 上肢部 | 腋前、后纹头至肘横纹(平肘尖) | 9 | 直寸 | 用于确定上臂部经穴的纵向距离 |
| | 肘横纹(平肘尖)至腕掌(背)侧横纹 | 12 | 直寸 | 用于确定前臂部经穴的纵向距离 |
| 下肢部 | 耻骨联合上缘至股骨内上髁上缘 | 18 | 直寸 | 用于确定下肢内侧足三阴经穴的纵向距离 |
| | 胫骨内侧髁下方至内踝尖 | 13 | 直寸 | (内踝尖指内踝向内的凸起处) |
| | 腘横纹至外踝尖 | 16 | 直寸 | 用于确定下肢外后侧足三阳经穴的纵向距离 |

## 二、体表解剖标志定位法

体表解剖标志,主要指分布于全身体表自然的骨性标志和肌性标志,依据人体体表标志而定取穴位的方法,称"体表标志法"。人体的体表标志分为两类:

1.固定标志

指不受人体活动影响而固定不移的标志。如五官、毛发、指(趾)甲、乳头、肚脐以及骨节凸起和凹陷、肌肉隆起等。比较明显的标志,如鼻尖取素髎;两眉中取印堂;两乳头中间取膻中;脐旁 2 寸取天枢;腓骨小头前下取阳陵泉等等。此外,可依据肩胛冈平第三胸椎棘突,肩胛骨下角平第七胸椎棘突,髂嵴平第四腰椎棘突为标志,来定位背腰部的腧穴。

2.活动标志

指需要采取相应的动作姿势才能出现的标志。如:皮肤的皱襞(纹)、肌肉的凹陷、肌腱的显露以及某些关节间隙等。例如:取耳门、听宫、听会三穴要张口取;下关穴应闭口取;取阳溪穴应将拇指翘起,当拇长、短伸肌腱之间的凹陷中;取养老穴,应正坐屈肘,掌心向胸,当尺骨小头桡侧骨缝中取之;握拳,掌后横纹取后溪等。

## 三、指寸比量定位法

即手指同身寸取穴法,是以患者手指为标准来取穴的方法。

1.中指同身寸

是以患者的中指中节屈曲时内侧两端纹头之间作为 1 寸。

2.拇指同身寸

是以患者拇指指关节的横度作为 1 寸。

3.横指同身寸

又名"一夫法",是令患者将示指、中指、环指和小指并拢,以中指中节横纹处为准,其四指的宽度为 3 寸。

## 四、简便定位法

简便定位法是临床上常用的一种简便易行的取穴方法。如：两虎口交叉，示指端处是列缺穴（以患者左右手两虎口交叉，一手示指压在另一手腕后高骨的正中上方，当示指尖处有一凹陷就是本穴）。又如：垂手中指指端取风市（患者两手臂自然下垂，于股外侧中指尖达到处是本穴），此外，垂肩曲肘肘尖取章门，两耳角直上连线中点取百会等。这些方法，都是在长期的临床实践中总结出来的，但都要以骨度分寸和体表标志为基础。

# 第三节　治疗作用

十四经腧穴的主治作用，是根据"经脉所通，主治所及"的原则总结而成的。每个腧穴因其所处部位和分经的不同，其作用范围也各有特点。总的来说，所有穴位部具有治疗局部病症的作用，有的还兼有治疗邻近部位病症或远隔部位病症的作用。

## 一、近治作用

这是所有腧穴所共有的主治特点，即所有腧穴都能治疗它们所在部位及邻近组织和器官的病症。如眼睛周围的睛明、承泣、四白、鱼腰、太阳等穴位都能治疗眼病；耳郭周围的耳门、听宫、听会、翳风等穴位都能治疗耳病；胃脘部的中脘、梁门、不容、建里等穴都能治疗胃病；膝关节周围的梁丘、鹤顶、犊鼻、阳陵泉、阴陵泉等穴位都能治疗膝关节的病症。

## 二、远治作用

许多腧穴，特别是十二经脉在四肢肘膝关节以下的腧穴，不仅能治疗局部病症，而且能治疗远离穴位所在部位的病症。腧穴的远治作用与经络的循行分布密切相关,每条经脉上所分布的穴位都能治疗发生在该经脉循行线上的病症,明·杨继洲在《针灸大成》中将其概括为"经脉所过,主治所及"。腧穴的远治作用在临床上应用甚广,如《四总穴歌》:"肚腹三里留,腰背委中求,头项寻列缺,面口合谷收。"

## 三、特殊作用

包括腧穴主治的相对特异性和双向良性调整作用两个方面。如同药物一样,有些腧穴对某种病症具有特殊的治疗作用,可作为对症治疗的首选穴位,如合谷止痛、内关止呕、大椎退热、至阴矫正胎位。但与药物完全不同的是,药物的作用都是单向的,如苦寒药物只能用于治疗实热证,而不能用于治疗寒证;但即使采用相同的手段刺激同一个穴位,也会因机体的状态不同而产生完全相反的作用,使失衡的状态趋向于正常,如高热病人针刺大椎可使之退热,恶寒病人针刺大椎可发汗散寒,而针刺健康人的大椎则对体温无明显影响,腧穴的这种特性被称之为"双向良性调整作用"。腧穴主治的相对特异性与穴位所在部位及所属经脉有关,而腧穴的双向良性调整作用是机体在长期自然进化过程中所形成的自我调整功能的反映,刺激腧穴可以增强机体的这种自我调节能力,使机体恢复平衡状态。

总之,十四经穴的主治作用,归纳起来大体是:本经腧穴主治本经病,表里经腧穴配合治疗表里两经病;邻近的经穴,其治疗作用多相近;四肢部穴,以分经掌握主治为主;头面躯干穴,以分部掌握主治为主。

# 第四节　特定穴

特定穴是指十四经穴中具有特殊治疗作用,并按特定称号归类的腧穴。共有 10 组,包括位于四肢肘膝关节以下的五输穴、原穴、络穴、郄穴、八脉交会穴、下合穴;位于胸腹及背腰部的背俞穴、腹募穴;位于四肢、躯干部的八会穴以及全身经脉的交会穴。这些腧穴在十四经穴中不仅在数量上占有相当的比例,而且在针灸学的基本理论和临床应用方面也具有极其重要的作用。

## 一、五输穴

十二经脉在四肢末端和肘膝关节之间各有五个重要腧穴,分别命名为井、荥、输、经、合,合称"五输穴"。五输穴的记载首先见于《灵枢》。《灵枢·本输》详细记载了十一经脉的井、荥、输、经、合各穴的名称和具体位置,缺少手少阴心经的五输穴,至《针灸甲乙经》才补充完备(表 2-2,表 2-3)。

**表 2-2　手足六阴经五输穴及其与五行关系**

| 经脉 | 井(木) | 荥(火) | 输(土) | 经(金) | 合(水) |
|---|---|---|---|---|---|
| 手太阴肺经(金) | 少商 | 鱼际 | 太渊 | 经渠 | 尺泽 |
| 手厥阴心包经(相火) | 中冲 | 劳宫 | 大陵 | 间使 | 曲泽 |
| 手少阴心经(火) | 少冲 | 少府 | 神门 | 灵道 | 少海 |
| 足太阴脾经(土) | 隐白 | 大都 | 太白 | 商丘 | 阴陵泉 |
| 足厥阴肝经(木) | 大敦 | 行间 | 太冲 | 中封 | 曲泉 |
| 足少阴肾经(水) | 涌泉 | 然谷 | 太溪 | 复溜 | 阴谷 |

**表 2-3　手足六阳经五输穴及其与五行的关系**

| 经脉 | 井(金) | 荥(水) | 输(木) | 经(火) | 合(土) |
|---|---|---|---|---|---|
| 手阳明大肠经(金) | 商阳 | 二间 | 三间 | 阳溪 | 曲池 |
| 手少阳三焦经(相火) | 关冲 | 液门 | 中渚 | 支沟 | 天井 |
| 手太阳小肠经(火) | 少泽 | 前谷 | 后溪 | 阳谷 | 小海 |
| 足阳明胃经(土) | 厉兑 | 内庭 | 陷谷 | 解溪 | 足三里 |
| 足少阳胆经(木) | 足窍阴 | 侠溪 | 足临泣 | 阳辅 | 阳陵泉 |
| 足太阳膀胱经(水) | 至阴 | 足通谷 | 束骨 | 昆仑 | 委中 |

五输穴按井、荥、输、经、合的顺序,从四肢末端向肘膝方向依次排列,是有具体含义的。《灵枢·九针十二原》指出:"所出为井,所溜为荥,所注为腧,所行为经,所入为合",就是把经络之气的运行变化比作自然界的水流,自源而出,由小到大,由浅入深,最后汇聚入海。"井"穴多位于手足末端,喻作水的源头,是经气所出的部位;"荥"穴多位于掌指或跖趾关节之前,喻作水流尚微,是经气流经的部位;"输"穴多位于掌指或跖趾关节之后,喻作水流由小而大,由浅入深,是经气渐盛,由此注彼的部位;"经"穴多位于腕踝关节以上,喻作水流变大,畅通无阻,是经气正盛,运行经过的部位;"合"穴位于肘膝关节附近,喻作江河水流归入湖海,是经气由此深入,进而汇合于脏腑的部位。五输穴的这种分布和排列,与十二经脉的气血流注方向相矛盾。前者主要是以经络学说中的根结理论为依据,重在说明十二经脉不同部位气血有多少、浅深之别;而十二经脉气血流注"如环无端",则主要是强调经络中气血的循环运行状态。

五输穴又配属五行。《灵枢·本输》指出阴经井穴属木,阳经井穴属金。《难经·六十四难》补充了十二经脉五输穴的五行属性,即"阴井木,阳井金;阴荥火,阳荥水;阴俞土,阳俞木;阴经金,阳经火;阴合水,阳合土"。由此可知,五输穴的五行配属是由阴井木和阳井金开始,按五行相生规律依次排列的。这种排列既说明五输穴如水流的连续性,又说明阳经对阴经的五行排列是相克的。这种制中有生,刚柔互济的关系,是符合阴阳交泰和阴阳互根道理的。

五输穴具有数量多、作用大、疗效高、主治规律性强及运用范围广等特点,为历代医家所重视。这些穴位除了能治疗所在部位的病症之外,还广泛用于治疗五脏六腑病和头面五官病。此外,《难经·六十九难》还根据五行相生规律,提出"虚则补其母,实则泻其子。"的五输穴选穴及针刺补泻原则,这就是临床上常用的补母泻子法。

## 二、原穴

十二经脉在腕、踝关节附近各有一个腧穴，是脏腑之原气经过和留止的部位，称为"原穴"。共有十二个，合称"十二原"。

原穴名称首载于《灵枢》。《灵枢·九针十二原》记载了五脏的原穴，即肺原出于太渊，心原出于大陵，肝原出于太冲，脾原出于太白，肾原出于太溪。《灵枢·本输》中记述了六腑原穴，即大肠原过于合谷，胃原过于冲阳，小肠原过于腕骨，膀胱原过于京骨，三焦原过于阳池，胆原过于丘墟，并指出了各原穴的位置。《针灸甲乙经》又补充了心之原神门（表2-4）。

表 2-4　十二原穴表

| 经脉 | 原穴 | 经脉 | 原穴 |
|------|------|------|------|
| 手太阴肺经 | 太渊 | 手阳明大肠经 | 合谷 |
| 手少阴心经 | 神门 | 手太阳小肠经 | 腕骨 |
| 手厥阴心包经 | 大陵 | 手少阳三焦经 | 阳池 |
| 足太阴脾经 | 太白 | 足阳明胃经 | 冲阳 |
| 足少阴肾经 | 太溪 | 足太阳膀胱经 | 京骨 |
| 足厥阴肝经 | 太冲 | 足少阳胆经 | 丘墟 |

原气，又称元气、真气、真元之气，是人体生命活动的原动力。"原气"最早见于《难经》，其运行与三焦关系密切，《难经·六十六难》："三焦者，原气之别使也，主通行三气，经历于五脏六腑。原者，三焦之尊号也，故所止辄为原。"这就是说三焦是原气的运行通道，具有把原气输送到全身的功能，原气所经过和留止的部位就是原穴。阴经所属五脏之原穴，即是五输穴中的"输穴"，所谓"阴经之输并于原"（《类经图翼》），也就是"阴经以输为原"。阳经的脉气较阴经盛长，故在"输穴"之外另立一原穴，《难经·六十二难》："三焦行诸阳，故置一输名曰原。"原穴是脏腑原气留止之处，因此对诊断和治疗脏腑病具有重要意义。

### 三、络穴

络脉从经脉分出的部位各有一个腧穴，称为络穴。络穴名称首载于《灵枢·经脉》。十二经脉在肘膝关节以下各有一个络穴，加上躯干前面的任脉络穴、躯干后面的督脉络穴和躯干侧面的脾之大络，合称为"十五络穴"（表 2-5）。

表 2-5　十五络穴名称及部位

| 经脉 | 络穴名称 | 部位 |
|------|---------|------|
| 手太阴肺经 | 列缺 | 去腕寸半 |
| 手少阴心经 | 通里 | 去腕一寸 |
| 手厥阴心包经 | 内关 | 去腕二寸 |
| 手阳明大肠经 | 偏历 | 去腕三寸 |
| 手太阳小肠经 | 支正 | 去腕五寸 |
| 手少阳三焦经 | 外关 | 去腕二寸 |
| 足阳明胃经 | 丰隆 | 去踝八寸 |
| 足太阳膀胱经 | 飞扬 | 去踝七寸 |
| 足少阳胆经 | 光明 | 去踝五寸 |
| 足太阴脾经 | 公孙 | 本节后一寸 |
| 足少阴肾经 | 大钟 | 当踝后绕跟 |
| 足厥阴肝经 | 蠡沟 | 去内踝五寸 |
| 任脉 | 鸠尾 | 下鸠尾 |
| 督脉 | 长强 | 挟脊 |
| 脾之大络 | 大包 | 出渊腋下三寸 |

十五络脉分布均有一定部位，十五络穴各主治其络脉的病症，十二经脉的络穴沟通表里两经，有"一络通二经"之说，因此既能治疗本经的病症，又能治疗与其相表里之经脉的病症。络穴在具体应用时可单独使用，也可与原穴相互配合使用。

## 四、郄穴

"郄"同"郤",有空隙、间隙的含义。郄穴是十二经脉、阴阳跷脉及阴阳维脉在四肢部脉气深聚的部位。郄穴的名称和位置首载于《甲乙经》。十二经脉、阴阳跷脉及阴阳维脉各有一个郄穴,合称为"十六郄"(表2-6)。郄穴分布在四肢部,除足阳明胃经的郄穴梁丘在膝上以外,其余均分布在肘膝关节以下。

临床上郄穴常用于治疗本经循行部位及所属脏腑的急性病症。此外,当某脏腑有病变时,可按压郄穴进行检查以协助诊断。

表2-6 十六郄穴表

| 阴经 | 郄穴 | 阳经 | 郄穴 |
|------|------|------|------|
| 手太阴肺经 | 孔最 | 手阳明大肠经 | 温溜 |
| 手少阴心经 | 阴郄 | 手太阳小肠经 | 养老 |
| 手厥阴心包经 | 郄门 | 手少阳三焦经 | 会宗 |
| 足太阴脾经 | 地机 | 足阳明胃经 | 梁丘 |
| 足厥阴肝经 | 中都 | 足少阳胆经 | 外丘 |
| 足少阴肾经 | 水泉 | 足太阳膀胱经 | 金门 |
| 阴维脉 | 筑宾 | 阳维脉 | 阳交 |
| 阴跷脉 | 交信 | 阳跷脉 | 跗阳 |

## 五、背俞穴

脏腑之气输注于背腰部的腧穴,称为"背俞穴",简称"俞穴"。每个脏腑各有一个背俞穴,都位于背腰部足太阳膀胱经的第一侧线上,大体依脏腑位置而上下排列,分别冠以脏腑之名(表2-7)。

背俞穴首见于《灵枢》,《灵枢·背腧》载有五脏背俞穴的名称和位置。《脉经》明确了肺俞、肾俞、肝俞、心俞、脾俞、大肠俞、膀胱俞、胆俞、小肠俞、胃俞等十个背俞穴的名称和位置,《甲乙经》补充了三焦俞,《千金方》又补充了厥阴俞,始臻完备。

背俞穴对诊断和治疗脏腑病具有重要意义,特别是五脏病症。

表 2-7　脏腑俞募穴表

| 脏 | 背俞穴 | 腹募穴 | 腑 | 背俞穴 | 腹募穴 |
|---|---|---|---|---|---|
| 肺 | 肺俞 | 中府 | 大肠 | 大肠俞 | 天枢 |
| 心 | 心俞 | 巨阙 | 小肠 | 小肠俞 | 关元 |
| 心包 | 厥阴俞 | 膻中 | 三焦 | 三焦俞 | 石门 |
| 脾 | 脾俞 | 章门 | 胃 | 胃俞 | 中脘 |
| 肾 | 肾俞 | 京门 | 膀胱 | 膀胱俞 | 中极 |
| 肝 | 肝俞 | 期门 | 胆 | 胆俞 | 日月 |

## 六、腹募穴

脏腑之气结聚于胸腹部的腧穴,称为"腹募穴",简称"募穴"。每个脏腑各有一个募穴,所处位置均位于所募脏腑的表面。或在正中任脉(单穴),或在两旁各经(双穴)(表2-7)。

腹募穴始见于《素问·奇病论》。《难经·六十七难》有"五脏募皆在阴,而俞皆在阳。"的记载,指募穴分布于胸腹,俞穴分布于腰背,但未提及具体穴名。《脉经》具体记载了期门、日月、巨阙、关元、章门、太仓(中脘)、中府、天枢、京门、中极等十个募穴的名称和位置。《甲乙经》又补充了三焦募石门,后人又补充了心包募膻中,始臻完备。

腹募穴也是主要用于诊断和治疗相应脏腑的疾病,特别是六腑病症。虽然背俞穴与腹募穴在主治上有所区别,前者以五脏病症为主,后者以六腑病症为主,但临床腹募穴与背俞穴常配合使用。

## 七、下合穴

又称六腑下合穴,是六腑之气下合于足三阳经的 6 个腧穴(表2-8)。《灵枢·本输》指出:"六府皆出足之三阳,上合于手也",说明六腑之气都通向下肢,在足三阳经上各有合穴,而手足三阳经又有上下相合的关系。《灵枢·邪气藏府病形》详细记载了 6 个下合穴的名称和所属经脉,即"胃合入于三里,大肠合入于巨虚上廉,小肠合入于巨虚下廉,三焦合入于委阳,膀胱合入于委中央,胆合入于阳陵泉"。其中胃、胆、膀胱的下合穴就是本经五输穴中的"合穴",而大肠与小肠的下合穴位于足阳明胃经上,三焦的下合穴位于足太阳膀胱经上。

下合穴主要用于诊断和治疗六腑病。

表 2-8　下合穴表

| 六腑 | 下合穴 | 六腑 | 下合穴 |
|------|--------|------|--------|
| 大肠 | 上巨虚 | 胃 | 足三里 |
| 小肠 | 下巨虚 | 膀胱 | 委中 |
| 三焦 | 委阳 | 胆 | 阳陵泉 |

## 八、八会会穴

指脏、腑、气、血、筋、脉、骨、髓等精气会聚处的腧穴。八会穴首载于《难经·四十五难》:"经言八会者,何也?然腑会太仓(中脘),脏会季胁(章门),筋会阳陵泉,髓会绝骨,血会膈俞,骨会大杼,脉会太渊,气会三焦外一筋直两乳内(膻中)也"(表 2-9)。

表 2-9　八会穴表

| 脏会 | 章门 | 筋会 | 阳陵泉 |
|------|------|------|--------|
| 腑会 | 中脘 | 脉会 | 太渊 |
| 气会 | 膻中 | 骨会 | 大杼 |
| 血会 | 膈俞 | 髓会 | 绝骨 |

八会穴主要是根据这些穴位所处部位及其主治作用进行归纳总结的。临床上,凡与此八者有关的病症,均可选取相关的八会穴治疗。

## 九、八脉交会穴

原称"流注八穴"、"交经八穴"、"八脉八穴",是指奇经八脉与十二正经脉气相通的 8 个腧穴,均分布于肘膝关节以下,大部分穴位属于十二经脉的五输穴和络穴(表 2-10)。八脉交会穴首载于窦汉卿《针经指南》,据说是"少室隐者之所传",得之于"山人宋子华"之手。因窦氏善用此八穴,故又称"窦氏八穴"。

由于此八穴所属的经脉与奇经八脉相会通,所以这些穴位既能治疗所属经脉的病症,又能治疗相会通的奇经病症,还可以上、下配合以治疗相合部位的病症。

表 2-10　八脉交会穴表

| 所属经脉 | 八穴名称 | 所通八脉 | 相合部位 |
| --- | --- | --- | --- |
| 足太阴经 | 公孙 | 冲脉 | 胃、心、胸 |
| 手厥阴经 | 内关 | 阴维 | |
| 手少阳经 | 外关 | 阳维 | 目外眦、颊、颈、耳后、肩 |
| 足少阳经 | 足临泣 | 带脉 | |
| 手太阳经 | 后溪 | 督脉 | 目内眦、项、耳、肩胛 |
| 足太阳经 | 申脉 | 阳跷 | |
| 手太阴经 | 列缺 | 任脉 | 胸、肺、膈、喉咙 |
| 足少阴经 | 照海 | 阴跷 | |

## 十、交会穴

交会穴是指两条以上经脉相交或会合处的腧穴。其中腧穴所归属的经脉称为本经,与之相交会的经脉称为他经。

在《内经》中就有关于交会穴的记载,但绝大部分内容出自《甲乙经》。后世医家又有所增补。交会穴多分布在头面、躯干部位。

交会穴的主治特点是不但能治本经的疾病,还能兼治所交会经脉的疾病。

# 第三章 针灸处方

针灸处方是在中医针灸学等理论指导下,将腧穴进行科学组合和正确运用刺灸法而形成的针灸治疗方案,针灸处方是否精当关系着针灸的疗效。针灸处方通常可分为单穴方、双穴方和多穴方。针灸处方的组成原则包括两大要素,即腧穴的选择原则(选穴原则和配穴方法)和刺灸法的选取。

## 第一节 针灸处方类型

针灸处方是在中医理论尤其是经络学说等指导下,在分析病因病机,明确辨证立法的基础上,依据针灸治疗原则、选穴原则和配穴方法,选取腧穴并进行配伍,确立刺灸法而形成的治疗方案。

### 一、针灸处方的类型

针灸处方的分类,如果按处方所用的穴位多少,可简单地划分为单穴方、双穴方和多穴方;如果按处方的功效可分为疏通经络方、协调阴阳方、止痛方、调神开窍方、通窍方、安神利眠方、解表方、通利方、和解方、清热方、补益方、固摄方、理气方、调理经血方、消导方和治风方等,这里主要讨论单穴方、双穴方和多穴方。

1.单穴方

所谓单穴方是指由单一穴位组成的针灸处方,单穴方是最简单的针灸处方形式,它是人们在长期的临床实践中总结的简便高效处方,这种处方取穴少,还可减少患者的痛苦,同时可使针灸的神奇疗效得到发挥。单穴方具有以下几个特点。

(1)作用强烈:单穴方所选用的穴位一般具有作用强烈的特点,否则难以具有足够的治疗作用量,如人中治疗急性腰扭伤,至阴治疗头痛,落枕穴治疗落枕,环跳治疗坐骨神经痛等,这几个穴位本身都具有较强的作用。

(2)作用单一:单穴方一般多用于治疗病证的主要环节或急性症状,有时是对症治疗,用于治疗痛症或突然出现的功能障碍等,如素髎抢救中枢性呼吸衰竭,人中抢救晕厥,合谷治疗牙痛等。

(3)操作需要特殊的手法:由于单方取穴少,因此,为了能达到治疗刺激量,单穴处方对于操作手法的要求就显得更为重要。如针刺人中穴治疗晕厥,必须将针刺入后做360°单方向捻转,施以雀啄手法直到意识恢复;合谷止牙痛,足三里治疗胃痉挛,用捻转泻法,持续1分钟,并且在留针期间要不断地间歇行针,方可取得很好疗效,如果仅仅将针刺入,不做强烈的刺激手法,将难以取得良好的疗效。

由于单穴的作用比较单纯,疗效有一定的局限性,而且大多数情况下都是对症治疗,起到缓急的作用,因此,在临床上并不能成为针灸处方的主要组成部分。

2.双穴方

所谓双穴方是指由两个具有相近或协同作用的穴位组成的处方,相当于中药的"对药"。古代八脉交会穴的应用是典型的双穴处方,如公孙配内关治疗心、胸、胃疾患,后溪配申脉治疗目内眦、颈项、耳、肩部病症,列缺配照海治疗肺系、咽喉、胸膈疾患。又如足三里配内关治疗胃脘痛,太阳配头维治疗外感头痛等。

3.多穴方

所谓多穴方是指由3个或3个以上的穴位组合而成的针灸处方,这是针灸临床最常用的处方,因为这类处方能根据疾病复杂的病因病机,按照治病求本、标本兼治等原则,充分体现针灸配穴方法而谴穴配方。在这类处方中,一般有主穴、辅穴和随症配穴,如治疗中风的"醒脑开窍方"中,主穴为内关、人中、三阴交,辅穴为极泉、尺泽、委中,配穴如手指握固加合谷、八邪,假性球麻痹加翳风、风池、上廉泉等。

# 第二节 针灸处方的组成原则

针灸处方的组成原则包括理论和技术两部分。经络学说是针灸处方的理论基础,尽管针灸处方也包含有脏腑辨证等理论,但它与中药处方的基本区别在于经络学说是针灸处方的基础,这是针灸处方的基本特征。如头面疾患可选至阴穴,其理论基础是足太阳经脉抵达头面;委中治疗腰痛是由于足太阳膀胱经抵达腰部;承山治疗痔疮是因为足太阳经别入肛。因此,熟悉经络循行和交接规律等经络知识,是辨经络而选穴定方的基础;另外,选穴原则和配穴方法都是针灸处方的理论内容。技术部分是指处方中所选腧穴的具体刺灸法。

## 一、腧穴的选择

腧穴是针灸处方的第一组成要素,腧穴选择是否精当直接关系着针灸的治疗效果。在确定处方穴位时,我们应该遵循基本的选穴原则和配穴方法。

### 1.选穴原则

选穴原则是临证选取穴位应该遵循的基本法则,包括近部选穴、远部选穴、辨证选穴和对症选穴。近部选穴和远部选穴是主要针对病变部位比较明确的疾病而确定的选穴原则。辨证选穴及对症选穴则主要针对疾病表现出的证候或某些主要症状而制定的选取穴位的原则。

(1)近部选穴:是在病变局部或临近的范围内选取相关穴位的方法,是根据腧穴所普遍共有的近治作用特点而选穴,体现了"腧穴所在,主治所在"的腧穴治疗规律。如眼部疾病取睛明,耳疾选听宫、听会,鼻病选迎香,巅顶痛取百会,胃痛选中脘等。《素问·调经论》篇中"病在筋,调之筋;病在骨,调之骨"的论述,也体现了近部选穴的原则。当病变局部出现病痛的痛点、压痛点时,在局部选阿是穴也是临床上常用的近部选穴方法。

(2)远部选穴:是在病变部位所属和相关的经络上,距病位较远的部位选取穴位的方法,是"经络所过,主治所及"治疗规律的体现。如胃痛选足阳明胃经的足三里,上牙痛选足阳明胃经的内庭,下牙痛选手阳明大肠经的合谷穴等。远部选穴是经络辨证在处方中运用的重要表现形式之一,临床应用十分广泛。在临床上尤其是运用四肢肘、膝关节以下的穴位治疗头目、五官、躯干、脏腑病症最为常用,古代"四总穴歌"之"肚腹三里留,腰背委中求,头项寻列缺,面口合谷收"是经典的远部选穴方法。《灵枢·终始》之"病在上者下取之,病在下者高取之,病在头者取之足,病在腰者取之腘"的论述正是体现了远部选穴的原则。临床上常将近部与远部选穴配合应用,如面瘫局部选颊车、地仓、颧髎,临近部选翳风、风池,远部选合谷等。

(3)辨证选穴:是根据疾病的证候特点,分析病因病机而辨证选取穴位的方法。临床上有些病症,如发热、多汗或盗汗、虚脱、抽风、昏迷等均无明显局限的病变部位,而呈现全身症状,这时我们采用辨证选穴,如肾阴不足导致的虚热选肾俞、太溪;肝阳化风导致的抽风选太冲、行间等。另外,对于病变部位明显的疾病,根据其病因病机而选取穴位也是治病求本原则的体现。如牙痛根据病因病机可分为风火牙痛、胃火牙痛和肾虚牙痛,风火牙痛选风池、外关,胃火牙痛选内庭、二间,肾虚牙痛选太溪、行间。

(4)对症选穴:是根据疾病的特殊或主要症状而选取穴位的原则,是腧穴特殊治疗作用及临床经验在针灸处方中的具体运用,如哮喘选定喘穴,虫证选百虫窝,腰痛选腰痛点,落枕颈项强痛选外劳宫,月经过多、崩漏选断红穴等,这是大部分奇穴的主治特点。

(5)按照西医学知识选穴:现代针灸临床在选穴方面也常依据西医学知识进行腧穴的选取。如在治疗带状疱疹时选取相关的夹脊穴,是基于肋间神经源于相应的脊神经节段。坐骨神经痛选环跳深刺,使放电感向下肢传导；臂丛神经麻痹刺激颈臂穴，使放电感沿上肢传导；鼻炎时刺激蝶腭神经节，使放电感向鼻腔传导等；这些都是基于坐骨神经、臂丛神经及蝶腭神经节的解剖学知识进行选穴。西医学认为，内脏疾患除可引起皮肤体表一定区域产生感觉过敏和牵涉痛外，有时还引起一定皮肤区的潮红、出汗、立毛肌及体壁的肌肉出现强直，同时皮肤的各种病变也可影响到内脏的机能状态。如肝脏疾患时可在右颈和肩部产生酸痛或感觉过敏；胃病时可在两肩胛骨之间出现疼痛；心绞痛时疼痛可放射到左前胸和左臂内侧；阑尾炎时疼痛先发生在脐部；输尿管结石时，疼痛反射到腹股沟区等。因此，了解这些西医学知识，可在体表的过敏区及牵涉痛区选择穴位和痛点及阿是穴，对于提高针灸治疗内脏病有所裨益。

2.配穴方法

配穴方法是在选穴原则的指导下，针对疾病的病位、病因病机等，选取主治作用相同或相近，或对于治疗疾病具有协同作用的腧穴进行配伍应用的方法。临床上穴位配伍的方法多种多样，但总体可归纳为两大类，即按经脉配穴法、按部位配穴法。

（1）按经脉配穴法：是以经脉或经脉相互联系为基础而进行穴位配伍的方法，主要包括本经配穴法、表里经配穴法、同名经配穴法。

①本经配穴法：当某一脏腑、经脉发生病变时，即选该脏腑、经脉的腧穴配成处方。如胆经郁热导致的少阳头痛，可近取胆经的率谷、风池，远取本经的荥穴侠溪；胃火循经上扰导致的牙痛，可在足阳明胃经上近取颊车，远取该经的荥穴内庭。

②表里经配穴法：本法是以脏腑、经脉的阴阳表里配合关系为依据的配穴方法。当某一脏腑经脉发生疾病时，取该经和其相表里的经脉腧穴配合成方。如风热袭肺导致的感冒咳嗽，可选肺经的尺泽和大肠经的曲池、合谷。《灵枢·五邪》载："邪在肾，则病骨痛阴痹……取之涌泉、昆仑。"另外，原络配穴法是表里经配穴法中的特殊实例，在特定穴的临床应用中将详细论述。

③同名经配穴法:是将手足同名经的腧穴相互配合的方法,是基于同名经"同气相通"的理论。如阳明头痛,取手阳明经的合谷配足阳明经的内庭;落枕,取手太阳经的后溪配足太阳经的昆仑。

(2)按部位配穴法:是结合身体上腧穴分布的部位进行穴位配伍的方法,主要包括上下配穴法、前后配穴法、左右配穴法。

①上下配穴法:是指将腰部以上或上肢腧穴和腰部以下或下肢腧穴配合应用的方法,在f临床上应用较为广泛。如胃脘痛可上取内关,下取足三里;阴挺(子宫脱垂)可上取百会,下取三阴交;肾阴不足导致的咽喉肿痛,可上取曲池或鱼际,下取太溪或照海。八脉交会穴的配对应用也属本配穴法。

②前后配穴法:是指将人体前部和后部的腧穴配合应用的方法,主要指将胸腹部和背腰部的腧穴配合应用,在《内经》中称"偶刺"。本配穴方法常用于治疗脏腑疾患,如膀胱疾患,前取水道或中极,后取膀胱俞或秩边;肺病可前取华盖、中府,后取肺俞。临床上常见的俞、募穴配合应用就属本配穴法的典型实例。

③左右配穴法:是指将人体左侧和右侧的腧穴配合应用的方法。本方法是基于人体十二经脉左右对称分布和部分经脉左右交叉的特点总结而成的。在临床上常选择左右同一腧穴配合运用,是为了加强腧穴的协同作用,如胃痛可选双侧足三里、梁丘等。当然,左右配穴法并不局限于选双侧同一腧穴,如左侧偏头痛,可选同侧的太阳、头维和对侧的外关、足临泣;左侧面瘫可选同侧的太阳、颊车、地仓和对侧的合谷。

以上介绍的选穴原则和常见的几种配穴方法,在临床应用时要灵活掌握,因为一个针灸处方常是几种选穴原则和多种配穴方法的综合运用,如上述的左侧偏头痛,选同侧的太阳、头维和对侧的外关、足临泣,既包含了左右配穴法,又包含了上下配穴法。因此,选穴原则和配穴方法从理论上提供了针灸处方选穴的基本思路。

## 二、刺灸法的选择

刺灸法是针灸处方的第二组成要素,包括疗法的选择、操作方法和治疗时机的选择。刺灸法是针灸疗法的技术范畴,是影响针灸疗效的关键环节之一,相同的选穴可因刺灸法的不同而出现不同的治疗效果,因此,在针灸处方中必须重视刺灸法的选择。

### 1.治疗方法的选择

治疗方法的选择是针对患者的病情和具体情况而确立的治疗方法,在处方中必须说明治疗采用何种刺灸法,如是用毫针刺法、灸法、火针法,还是用拔罐法、皮肤针法等,均应注明。

### 2.操作方法的选择

当确立了疗法后,要对疗法的操作进行说明,如毫针刺法用补法还是泻法,艾灸用温和灸还是瘢痕灸等。对于处方中的部分穴位,当针刺操作的深度、方向等不同于常规的方法时,尤其是某些穴位要求特殊的针感或经气的传导方向、目标均要特别强调。此外,针刺治疗疾病每日1次或每日2次等,应根据疾病的具体情况而定。针灸处方中,手法操作类似于中药处方中的剂量问题,针刺手法不同,同一针灸处方可产生不同的效应,这是针灸处方的又一个特点。例如,足三里穴用艾灸或针刺补法可扶助人体正气,用于保健或体虚的虚证患者;当邪气犯胃,胃脘挛出现急性疼痛时,足三里用强烈地捻转泻法,可疏通胃腑气机,解除胃之脉络拘挛而止痛;大椎刺络放血可泻热毒,用灸法可温通督脉阳气,祛散寒邪。临床上,常常会出现针灸处方相同,同一患者因不同医生操作,结果差异很大,这正是由于操作手法的问题所致。例如,在治疗假性延髓麻痹出现的吞咽困难时,针灸处方同样是上廉泉、翳风、风池,但操作手法对疗效的影响非常大。某学者的经验是,上廉泉、翳风、风池必须向舌根方向深刺1~2寸;上廉泉用高频率的提插泻法,使舌咽部有发胀感;翳风、风池用小幅度高频率的捻转补法,使针感传向舌咽部,每穴必须操作1分钟,才能有很好的效果。

3.治疗时机的选择

治疗时机是提高针灸疗效的重要方面。一般来说,针灸治疗疾病没有特殊严格的时间要求。但是,当某些疾病的发作或加重呈现明显的规律性时,临床上针灸治疗这类疾病在时间上有极其重要的意义,均应在发作或加重前进行针灸治疗可提高疗效。如痛经在月经来潮前几天开始针灸,直到月经过去为止;女性不孕症应在排卵期前后几天连续针灸等。因此,治疗的时机也应在处方中说明。

# 第四章　常见疾病的针灸治疗

## 第一节　颈椎病

颈椎病是指颈椎间盘退行性病变及颈椎骨质增生,刺激或压迫了邻近的脊髓、神经根、血管及交感神经,并由此产生颈、肩、上肢一系列表现的疾病,称其为颈椎骨性关节病,简称颈椎病。由于人类脊柱中,颈椎体积最小,强度最差,活动度大,活动频率高,单位面积承重大,随着年龄的增长及各种急、慢性劳损的累积效应,逐渐导致颈椎间盘髓核脱水、退变、纤维环膨出、破裂、颈椎间隙变窄、椎间韧带损伤、松弛,造成椎体不稳、骨膜受到牵拉和挤压,产生局部微血管破裂与出血、血肿。随着血肿的机化及钙盐的沉着,最后形成骨赘。当突出的椎间盘与增生的骨赘刺激或压迫邻近的脊神经根、椎动脉或脊髓,使其产生损伤、无菌性炎症、修复后反应等,就出现了颈椎病的临床症状。最新观点认为,颈椎病的发生是退变或损伤导致颈脊椎动静力学平衡失调,出现异位压迫、化学刺激或免疫反应而引起。颈椎病的分类目前并不十分统一,比较全面的分类可分为7型,即颈型、神经根型、脊髓型、椎动脉型、交感型、混合型和其他型。

中医学称本病为"颈痹",认为感受外邪、跌仆损伤、动作失度,可使项部经络气血运行不畅,故颈部疼痛、僵硬、酸胀;肝肾不足,气血亏损,督脉空虚,筋骨失养,气血不能养益脑窍,而出现头痛、头晕、耳鸣、耳聋;经络受阻,气血运行不畅,导致上肢疼痛麻木等症状。颈椎病主要与督脉和手足太阳经及手阳明经密切相关。

## 一、辨病与辨经

### 1.辨病

(1)有慢性劳损或外伤史,或有颈椎先天性畸形、颈椎退行性病变。

(2)多发于40岁以上中年人,长期低头工作者或习惯于长时间看电视等,常呈慢性发病。

(3)颈、肩背疼痛,头痛头晕,颈部板硬,上肢麻木。

(4)颈部活动功能受限,病变颈椎棘突和患侧肩胛骨内上角常有压痛,可摸到条索状硬结,可有上肢肌力减弱和肌肉萎缩,臂丛牵拉试验阳性,压头试验阳性。

(5)艾条灸线正位摄片显示钩椎关节增生,张口位可有凿状突偏歪。侧位摄片显示颈椎曲度变直,椎间隙变窄,有骨质增生或韧带钙化。斜位摄片可见椎间孔变小。CT及磁共振检查对定性、定位诊断有意义。

(6)病理分型

①颈型:枕颈部痛,颈活动受限,颈肌僵硬,有相应压痛点。艾条灸线片显示颈椎生理弧度在病变节段改变。

②神经根型:颈痛伴上肢放射痛,颈后伸时加重,受压神经根皮肤节段分布区感觉减弱,腱反射异常,肌萎缩,肌力减退,颈活动受限,牵拉试验、压头试验阳性。颈椎艾条灸线显示椎体增生,钩椎关节增生明显,椎间隙变窄,椎间孔变小。CT检查可见椎体后赘生物及神经根管变窄。

③脊髓型:早期下肢发紧,行走不稳,如履沙滩,晚期一侧下肢或四肢瘫痪,二便失禁或尿潴留。受压脊髓节段以下感觉障碍,肌张力增高,反射亢进,椎体束征阳性。艾条灸线片显示椎间隙狭窄,椎体后缘增生较严重并突入椎管。CT检查、MRI检查显示椎管变窄,椎体后缘增生物或椎间盘膨出压迫脊髓。

④椎动脉型:头痛,眩晕,耳鸣,耳聋,视物不清,有体位性猝倒,颈

椎侧弯后伸时,症状加重。艾条灸线片显示横突间距变小,钩椎关节增生。CT 检查可显示左右横突孔大小不对称,一侧相对狭窄。椎动脉造影见椎动脉迂曲、变细或完全梗阻。

⑤交感神经型:眼睑无力,视力模糊,瞳孔扩大,眼窝胀痛,流泪,头痛,偏头痛,头晕,枕颈痛,心动过速或过缓,心前区痛,血压增高,四肢凉或手指发红、发热,一侧肢体多汗或少汗等。艾条灸线片见钩椎增生,椎间孔变狭窄,颈椎生理弧度改变或有不同程度错位。椎动脉造影有受压现象。

2.辨经

(1)督脉、足太阳经证:颈项、后枕部疼痛,项部僵紧不舒(病变在 $C_{3\sim4}$ 椎间隙以上),多见于颈型颈椎病。

(2)手太阳经证:颈项部不舒,压痛明显,疼痛可沿前臂尺侧放散,4～5 指麻木,为病变在 $C_7\sim T_1$ 椎间隙,损害 C8 神经根的表现,见于神经根型颈椎病。

(3)手阳明经证:颈、肩、臂(上臂的外侧和前臂桡侧)的放射性疼痛、麻木,为 $C_{4\sim5}$ 椎间隙病变损害 $C_5$ 神经根的表现;或疼痛沿患肢桡侧放射至拇指,可伴拇指麻木,为 $C_{5\sim6}$ 椎间隙病变损害 $C_6$ 神经根的表现;或疼痛扩散至食指和中指,可伴两指麻木,为 $C_{6\sim7}$ 椎间隙病变损害 $C_7$ 神经根的表现;见于神经根型颈椎病。

## 二、针灸治疗及选穴原则

1.治疗原则

本病以活血通经、舒筋活络为基本治疗原则。

2.选穴原则

选穴上根据"经脉所过,主治所及"的原则,以督脉、足太阳、手太阳、手阳明经穴和夹脊穴为主。具体选穴原则如下。

(1)局部选穴:根据《内经》中"在骨守骨,在筋守筋"的局部治疗原则,颈椎病属于筋病和骨病,因此,不管何种类型的颈椎病均可在颈椎局部选取穴位,如颈夹脊、大椎、天柱等。

(2)循经选穴:督脉证可循经选大椎、身柱、脊中、腰阳关以及相关的夹脊穴;足太阳经证可选天柱、大杼、委中、昆仑等;手太阳经证可选后溪、阳谷、小海;手阳明经证可选合谷、曲池、臂臑、肩髃等。另外,由于督脉行于项之中线贯脊,而手太阳小肠经之后溪通督脉,手阳明大肠经"上出于柱骨之会上",因此,不管何种颈椎病均可选用后溪和合谷作为循经远取穴位。

(3)辨证选穴:可根据证候进行选穴,如风寒表证明显者,可根据督脉主一身之阳而选风府、大椎;根据肺主表选用列缺,肺与大肠相表里选大肠经合谷;根据阳维为病苦寒热而选用足少阳与之交会穴风池;根据六经辨证太阳主表而选足太阳经风门、大杼等;根据颈椎病属骨病,骨会大杼而选用大杼穴。

## 三、推荐针灸处方

**推荐处方 1**

【治法】　舒筋骨,通经络。

【主穴】　①颈型:颈夹脊、阿是穴、天柱、大椎、后溪。

②神经根型:颈夹脊、阿是穴。

③椎动脉型:颈夹脊、风池、百会、内关。

【配穴】　神经根型出现手太阳经证,加颈臂、小海、后溪、少泽、关冲(或第4、5指部十宣穴);手阳明经证,加颈臂、肩髃、曲池、合谷、商阳、中冲(或选食指、中指部的十宣穴)。椎动脉型出现耳鸣、耳聋,加听宫、外关。

【操作】　局部阿是穴可刺络拔罐或用灸法;颈臂穴采用提插手法,以放电样针感向手指放散为度;椎动脉型颈椎病选风池,应持续行针1～3分钟;手指麻木可在相应的井穴或十宣穴上点刺出血。余穴常规操作。

**推荐处方2**

【治法】 活血通经。

【主穴】 颈夹脊、天柱、风池、肩井、后溪、合谷、外关。

【配穴】 肝肾不足,加太溪、足三里;气滞血瘀,加内关、曲池;气血亏虚,加太渊、足三里;痰湿阻络,加百会、头维、丰隆;风寒湿型,加大椎、列缺。

【操作】 对于风寒湿型,颈夹脊针后加灸法。对于椎动脉型,风池穴应持续行针1～3分钟,泻法或平补平泻。余穴常规操作。

**推荐处方3**

【治法】 祛风散寒,舒筋活络。

【主穴】 颈夹脊、大椎、天柱、后溪。

【配穴】 风寒痹阻,加风门、风府;劳损血瘀,加膈俞、合谷、太冲;肝肾亏虚,加肝俞、肾俞、足三里;肩背痛,加肩井、天宗;上肢及手指麻木甚者,加曲池、外关、合谷;头晕,头痛,目眩,加百会、太阳、风池;恶心,呕吐,加天突、内关。

【操作】 诸穴常规操作。颈夹脊、大椎行平补平泻或艾条灸;天柱行平补平泻或泻法;后溪针用泻法。

**推荐处方4**

【治法】 祛风散寒,舒筋活络,理气止痛。

【主穴】 阿是穴、颈夹脊、风府、天柱、大椎、风池、大杼、肩井、天髎、天宗、落枕。

【配穴】 督脉、足太阳经分布区疼痛,加陶道、督俞、昆仑;手阳明经分布区疼痛、麻木,加曲池、手三里;手太阳经分布区疼痛、麻木,加肩中俞、肩外俞、小海;太阳经不利之表证,加合谷、列缺、太阳、上星、印堂;上肢麻,加肩髎、曲池;头晕,加百会;后期肝肾不足,加肾俞、肝俞、气海、足三里。

【操作】 阿是穴、颈夹脊可根据情况选用刺络拔罐或灸法,或针用泻法;肩井、天髎、天宗可行刺络拔罐,或针用泻法。余穴常规操作,针用泻法。

**推荐处方** 5

【治法】　祛风散寒,舒筋活络,活血止痛。

【穴位】　①颈型颈椎病:颈夹脊、风府、百会、印堂、太阳、昆仑、合谷、落枕。

②神经根型颈椎病:颈夹脊、大椎、风池、手三里、尺泽、曲池、合谷。

③脊髓型颈椎病:颈夹脊、肾俞、通里、髀关、承筋、委中、条口、悬钟。

④椎动脉型颈椎病:颈夹脊、百会、风池、太阳、内关、血海、昆仑。

⑤交感神经型颈椎病:颈夹脊、百会、风府、内关、足三里、三阴交。

【操作】　诸穴常规操作。

## 四、针灸疗效及影响因素

### 1.病变的类型

颈椎病的类型较多,病变的类型直接关系着针灸的疗效。一般而言,颈型颈椎病是颈椎病中最轻的一型,是颈椎病的最初表现形式,以枕颈部痛、颈活动受限、颈肌僵硬、有相应压痛点为特征,仅有颈椎生理弧度在病变节段的改变,有人认为是颈椎病的前期阶段,甚至有部分学者认为属于颈肌筋膜炎,属于单纯的软组织痉挛或炎症病变。总之,颈型是椎体不稳引起颈椎局部的内外平衡失调及颈肌的防御性痉挛,同时直接刺激分布于后纵韧带及两侧根袖处的神经末梢出现的颈部症状,又被称为韧带关节囊型颈椎病,通过针灸、拔罐完全可以获得临床治愈或临床控制。针灸对本型的疗效最好,疗程短。

神经根型颈椎病以颈痛伴上肢放射痛、颈后伸时加重、受压神经根皮肤节段分布区域感觉减弱、腱反射异常为基本特点,神经根受刺激、压迫是此型的病理基础。治疗的目的是及时消除神经根的水肿,缓解疼痛。临床实践证明,针灸具有较好的止痛作用,并对消除神经根水肿有一定的促进作用,但保守疗法是无法根治本病的,针灸治疗的同时,配合颈椎牵引是非常有意义的,因此,以针灸治疗为主的综合治疗是符合临床实际情况的。

椎动脉型颈椎病的主要症状是椎基底动脉供血不足所致的头晕,针灸有很好的缓解作用,可以作为主要治疗方法,但本病是无法根治的,针灸治疗只是缓解主要症状,难以达到治愈的目标,而且在临床实践中证实,有配合其他疗法的必要性。交感型和脊髓型疗效较差。交感型颈椎病是颈交感神经节受压或刺激所引起的症候群,反应比较强烈,从理论上讲针刺对神经系统疾患疗效优越,但临床上针刺对其的疗效并不很满意,可能与交感神经受刺激的程度过强,针刺的调节效应极限值也难以逆转其异常的反应有关,因此,针刺的作用仅仅能缓解有限的部分症状。脊髓型颈椎病是脊髓遭受压迫所出现的证候,它是颈椎病中比较重的一型,比神经根型、椎动脉型要复杂,针刺在缓解部分症状方面可能有一些效果。针灸改善神经根水肿和椎动脉的功能状态要比改善脊髓型受压水肿要容易。针灸疗效排序为颈型＞神经根型＞椎动脉型＞交感型、脊髓型。

2.病变的性质和程度

除颈型颈椎病外,其他各种类型的颈椎病即使同一类型均存在病变程度的差异,而病变程度直接关系着针灸的疗效。颈椎间盘突出症是突出的髓核刺激、压迫神经根或脊髓,其症状和体征的波动性较大,但针刺治疗可取得显著的疗效。一般而言,神经根刺激的针灸疗效要优于神经根明显受压。颈椎间盘突出症的针灸疗效要优于脱出症,所谓颈椎间盘脱出症是髓核穿过破裂的后纵韧带进入椎管内,突然出现较重的神经根及脊髓症状,早期针刺治疗可获得一定疗效,但应配合其他综合治疗。单一椎间盘病变或骨赘对脊髓及神经根的损害较多个椎间盘病变为轻,因此,单一椎间盘或骨赘病变的针灸疗效要优于病变范围多发者。相对而言,椎间盘性颈椎病针灸疗效要优于骨源性。

骨源性颈椎病主要是增生的骨赘刺激和压迫脊髓、脊神经、交感神经、椎动脉所致,此时椎管矢状径的大小直接关系着疾病的发生和发展,对针灸疗效也有决定性影响。中央型的骨赘位于锥体后方中央,压迫脊髓前方及其血管,引起以运动障碍为主的一系列症状。此型颈椎病针灸难以取得疗效,因为针刺无法直接刺激到病变部位。侧后型骨赘偏向一侧,刺激压迫脊髓的边缘和脊神经根,引起同侧神经根及脊髓症状,针刺对神经根症状可发挥较好的治疗作用。钩椎关节型是关节骨质增生所致,分别或同时刺激椎动脉、脊神经根,引起椎动脉型、神经根型颈椎病,针刺对其有一定的疗效。食管压迫型和弥漫型针灸很难取得疗效。对于脊髓长期受压而致的脊髓变性,针灸难以取效。当然,有时颈椎病的临床表现和压迫程度并不成比例,这可能与个体差异及自我代偿能力有关。

颈椎有骨质增生性变化不一定引起临床症状,偶遇轻微外伤后,往往立即出现脊髓和神经损害的临床表现。这是因为脊髓组织可耐受慢性磨损和慢性外压,但不能耐受即使是轻微的急性损伤,故其针灸疗效以神经组织损害的不同程度而定,损伤程度轻,针灸疗效好。不论是先天性还是后天性的椎管狭窄,其狭窄程度轻,针灸疗效就好。

3.病程

颈椎病要及早治疗,病程越短,疗效越好。病程较长而缓慢,虽症状较轻,针刺疗效并不一定属于优良;病程较短,病情可能虽表现较重,针灸治疗后恢复往往较快,而且疗效良好。这可能与病程长,局部的病理损伤已经固定,很难再减轻或恢复有关。

4.患者的配合

治疗期间要限制患者的头颈活动,对颈椎失稳者要制动。治愈以后应避免过度摇摆头颈部,纠正工作中的不良体位,避免头颈部长时间前屈或转向一侧,以头、颈、胸保持生理曲线为好。这些都关系着针灸的近期疗效和远期疗效。

需要指出的是,对于颈椎退行性病变(骨质增生等)和椎间盘突出症引起的颈椎病,表现为慢性颈臂疼痛、手指麻木以及椎动脉压迫而出现的头痛、头晕等症状,通常针灸也只能改善症状,而不可能改变颈椎出现的器质性变化。因此,治疗前后不会有 X 线或 CT 影像学的改变。但这也同时提醒我们,颈椎病的临床症状显然是其局部软组织炎症水肿或骨赘压迫脊神经或椎动脉而引起,颈椎本身的病变只是为该病的发生提供了局部异常的环境和条件,使其容易在日常的活动中受到损伤。这正是我们有时在临床上看到颈椎本身的退行性变化严重程度和临床症状表现不完全一致的原因。因此,针灸也只能通过改善局部微循环、促进炎症吸收、止痛等作用消除局部的炎症刺激等因素,以达到缓解症状的目的。

## 五、针灸治疗的环节和机制

针灸治疗颈椎病和其他保守疗法一样,通常只能缓解症状,不可能改变颈椎已经存在的器质性变化。针灸治疗颈椎病的环节和机制包括以下五方面。

### 1.止痛

针灸通过缓解肌肉紧张和痉挛,而起到止痛作用,有利于颈椎活动。另外,针刺还可通过促进人体内源性镇痛物质的释放,减弱或拮抗感觉神经的痛觉传入而提高痛阈,以达到止痛的作用。

### 2.促进局部微循环

神经根型颈椎病在神经根受到刺激或压迫后,其周围的无菌性炎症必然导致有渗出物填充在椎间孔及其周围的软组织中,使其组织间压力增高。针灸可通过刺激局部的微循环,促进局部的新陈代谢和炎性产物的吸收,从而达到"引流减压"的效果,消除或缓解神经根管中各种压迫和限制神经根活动的因素,起到松解神经根、软组织粘连和缓解症状的效果。

### 3.改善椎动脉供血

大量的试验研究表明,针刺颈项部的风池等穴可舒张椎动脉,增加椎动脉的血供,从而缓解眩晕等症状。

### 4.协调椎间盘周围的肌肉和韧带

最新研究认为,颈椎的退变或损伤是不可逆的病理因素,而其继发的病理改变,引起动静力学平衡失调,才是关键的发病机制。因为颈脊柱的主要功能是承受头颅重量和维持头颅平衡,并为适应听、嗅、视觉的刺激反应而有较大敏锐活动性,这些功能的实现是通过颈椎体及其各连接结构复杂而严密的组织活动调节来完成,即"活动"是其功能实现的关键,若失去"活动",则其"动"的力学平衡失调,其静力学和稳定性不能随时调节,脊柱的刚度和强度异常,内源性和外源性稳定受到破坏,则颈椎的压缩、牵拉、扭转、剪切等载荷出现改变,从而导致异位压迫或化学刺激引起颈椎病。颈椎病发生后,病变局部的肌肉、韧带、肌腱等处于失衡的生物力学状态,针灸通过局部刺激,可对其进行协调,减轻其痉挛状态,从而可缓解局部的肌肉、肌腱和韧带的紧张状态,缓解疼痛,减轻椎间盘、神经及血管的压力,有利于局部血液循环和组织损伤的修复。

### 5.神经调节

针刺可直接刺激神经,引起神经冲动的传导,这对于受刺激和压迫的神经根具有反射性促进神经细胞代谢和自我修复的作用。国外有学者研究表明,电针治疗慢性颈肩痛可获得 64.9％的显著的长期改善,并认为其作用原理是电针组织了外周交感神经,引起局部微循环增加而促进了组织康复和疼痛缓解。

## 六、预后

颈椎病的治疗原则首先应考虑保守治疗,一般大多数患者可使症状缓解和改善,在保守疗法中,针灸是有优势的一种疗法。总体而言,在临床上颈椎病以颈型、神经根型和椎动脉型多见,大多数患者经过非手术治疗可使症状改善或消失,但常反复发作。多数颈椎病患者一般有从急性发作到缓解、再发作、再缓解的规律。大部分颈椎病患者预后良好。

颈型颈椎病并非由颈椎骨质增生引起,而是因为颈椎生理弧度改变及颈部软组织劳损所致,故预后好。

神经根型颈椎病预后不一,其中根痛型预后良好,萎缩型较差,麻木型介于二者之间。因单纯性颈椎髓核突出所致者,预后大多良好,治愈后少有复发;髓核脱出已形成粘连者则易残留症状;因钩椎关节增生引起者,早期及时治疗,预后多较满意。如病程较长,根管处已形成蛛网膜下腔粘连时,则易因症状迁延而预后欠满意。骨质广泛增生患者,不仅治疗复杂,且预后较差。

椎动脉型颈椎病预后大多良好,尤以因椎节不稳所致者,症状严重经手术治疗的病例预后亦多满意。椎动脉型颈椎病多发于中年以后,对脑力的影响较严重,对体力无明显影响,有终因椎-基底动脉系统供血不足形成偏瘫等,但较少见。

脊髓型颈椎病对患者的体力损害较为严重,如不积极治疗,多致终生残疾,但对脑力的影响小。一般而言,本型主要采用手术治疗。因椎间盘突出或脱出所致者,预后较佳;椎管矢状径明显狭小伴有较大骨刺或后纵韧带钙化者,预后较差;病程超过 1 年且病情严重者,尤其是脊髓已有变性者,预后最差;高龄特别是全身伴有严重疾患或主要脏器(心、肝、肾等)功能不佳者,预后亦差。

# 第二节　肩关节周围炎

肩关节周围炎简称肩周炎,是以发生于肩关节周围软组织(肌肉、肌腱、筋膜、滑膜和关节囊)的无菌性炎症为基础,表现为肩部疼痛和肩关节运动功能障碍症候群的一种疾病。由于风寒是本病的重要诱因,故中医称为"漏肩风";因本病多发于 50 岁左右的成人,故俗称"五十肩"。确切而言,肩周炎并非是单一病因的疾病,其发生与组织退行性变、慢性劳损、外伤及风寒湿的侵袭有关。广义的肩周炎包括肩峰下滑囊炎、冈上肌腱炎、肩袖病变、肱二头肌长头腱炎及其腱鞘炎、喙突或喙肱韧带炎、冻结肩、肩锁关节炎、肩峰下撞击综合征等多种疾病。狭义的肩周炎也就是所谓的冻结肩或粘连性关节囊炎。病理表现为肩肱关节腔内的纤维素样渗出,晚期出现关节腔粘连,容量缩小。因患肩局部常畏寒怕冷,尤其后期常出现肩关节的粘连,肩部呈现固结状,活动明显受限,故又称"肩凝症"、"冻结肩"等。早期其痛可向颈部和上臂放散,呈弥散性疼痛、静止痛为其特征,表现为日轻夜重,晚间常可痛醒,晨起肩关节稍活动后疼痛可减轻。由于疼痛,肩关节活动明显受限。局部按压出现广泛性压痛。后期病变组织产生粘连,功能障碍加重,而疼痛程度减轻。因此,本病早期以疼痛为主,后期以功能障碍为主。

本病中医称"漏肩风",认为因体虚、劳损、风寒侵袭肩部,使经气不利所致。肩部感受风寒,阻痹气血;或劳作过度、外伤,损及筋脉,气滞血瘀;或年老气血不足,筋骨失养,皆可使肩部脉络气血不利,不通则痛。肩部主要归手三阳所主,内外因素导致肩部经络阻滞不通或失养,是本病的主要病机。

## 一、辨病与辨经

1.辨病

(1)特点:老年人、妇女多发,多数人为单侧发病,起病缓慢,不一定或回忆不起来是否有外伤史,部分患者有肩部受凉史。

(2)症状

①疼痛:逐渐发生并加重的肩周疼痛,其特点是活动后加重,夜间加重,影响睡眠,可半夜痛醒。疼痛可向颈、背及上臂放散,但多数不超过肘关节,疼痛呈持续性。

②功能障碍:患侧肩关节活动度逐渐减少。患者自觉肩部僵硬,以至于梳头、穿衣、脱衣或系腰带等日常活动均感困难。

(3)体征

①患肩外展、外旋及手臂上举明显受限并使疼痛加重,病史长者可因神经营养障碍及肌废用导致三角肌萎缩。

②肩关节周围压痛点较多,主要是肌腱与骨组织的附着点及滑囊、肌腱等处,如喙突、结节间沟、肩峰下、三角肌止点、冈下肌群及其联合腱等。

(4)特殊试验:肌肉抗阻力试验,使欲检查的肌肉主动做功,并被动施加阻力,引起该肌起止点的疼痛为阳性,并可证实其病变之所在。如检查三角肌时,嘱患者主动将肩关节外展,术者同时施以一定阻力加以对抗,若出现疼痛加重,表示该肌受累。

(5)X线片:可摄肩部正位片,部分患者可显示肌腱钙化影像、骨质疏松或肋骨头骨质增生等改变,但大多数为正常影像。若同时摄颈部正侧位像,则可能有不同程度颈椎退变征象。

2.辨经

(1)手阳明经证:以肩前部疼痛为主,且压痛明显。

(2)手少阳经证:以肩外侧疼痛为主,且压痛明显。

(3)手太阳经证:以肩后部疼痛为主,且压痛明显。

(4)手太阴经证:以肩前近腋部疼痛为主,且压痛明显。

# 二、针灸治疗及选穴原则

1.治疗原则

本病以祛风散寒、疏通经络、活血止痛为基本治疗原则。西医以急性期消炎止痛,慢性期松解粘连、改善功能为基本治疗原则。总体而言,早期(疼痛期)治疗主要是以解除疼痛、预防关节功能障碍为目的。冻结期治疗以解除粘连、扩大肩关节运动范围、恢复正常关节活动功能为目的,在这一阶段,除了被动运动之外,主动运动是整个治疗过程中极为重要的一环。恢复期则以继续加强功能锻炼为原则,以达到全面康复和预防复发的目的。

2.选穴原则

选穴主要以局部选穴配合远端穴位,以手太阳、手阳明、手少阳经穴为主。具体选穴原则如下。

(1)局部选穴:可选阿是穴和局部经穴。如患者疼痛以肩前及三角肌部位为主,应选该部位的压痛点及肩前、肩贞、臂臑、臑俞、臑会;如疼痛以肩后或肩胛骨上部为主,应在该部选压痛点及肩井、巨骨、肩髎、秉风、天宗等。另外,肩髃是局部选穴的重点穴位。

(2)辨经选穴:以肩外侧肩髃、肩髎处疼痛为主,三角肌压痛、外展疼痛加剧者,证属阳明、少阳经证,加曲池、合谷、足三里、阳陵泉;以肩后侧疼痛为主,肩内收时疼痛加剧者,证属太阳经证,加后溪、条口透承山。

手阳明经"上肩,出髃骨之前廉",络脉"其别者,上循臂,乘肩髃",经别"别于肩髃",经筋"上臑,结于髃;其支者,绕肩胛,挟脊;其直者从肩髃上颈","手阳明之筋,其病……肩不举",因此,肩胛部疾患可选大肠经穴如曲池、合谷等。

手少阳经"循臑外上肩",经筋"上绕臑外廉,上肩走颈",故肩胛部病患而风邪较胜者,可选手少阳经穴外关等。

手太阳经"上循臑外后廉,出肩解,绕肩胛,交肩上",其病"肩似拔";络脉"其别者,上走肘,络肩髃",经别"别于肩解",经筋"其支者,后走腋后廉,上绕肩胛",故后溪治疗肩胛部疾患,具有调理经气、止痛的效果。

足太阳经经筋"其支者,从腋后外廉,结于肩髃","足太阳之筋,其病……肩不举",另外,膀胱经与小肠经为手足同名经,经气相通。故对膀胱经穴承山进行透刺可治疗肩胛痛。

足少阳"循颈,行手少阳之前,至肩上",同时,阳陵泉又为"筋之会",故取阳陵泉治疗漏肩风,风胜者可选风池以祛风。

胃经与大肠经为手足同名经,经气相通,故可取胃经腧穴条口调理阳明经经气以治疗肩胛部疼痛。

(3)病因选穴:漏肩风又属痹证范畴,风胜者多伤于筋,肩痛可牵涉项背手指;寒胜者多伤于骨,肩痛较剧,深按乃得,得热则舒;湿胜者多伤于肉,肩痛固定不移,局部肿胀拒按。根据所属证型不同选取相应的腧穴,如风胜者,加风池、外关、列缺;寒胜者,加温针灸或隔姜灸肩髎、臑俞;湿胜者,加阴陵泉、足三里;气血虚弱者,可选足三里、膈俞补益气血。

## 三、推荐针灸处方

**推荐处方 1**

【治法】　疏通经络,通痹止痛。

【主穴】　阿是穴、肩髃、肩前、肩贞、曲池、阳陵泉。

【配穴】　手太阳经证,加小海、后溪;手阳明经证,加手三里、合谷;手少阳经证,加天井、外关。

【操作】　先刺远端的阳陵泉穴,用1.5~2寸长毫针刺入条口,徐徐进针,做较长时间的捻转泻法,在行针得气时鼓励患者运动肩关节,动作由慢到快,用力不宜过猛,以防引起剧痛。肩部穴位行提插泻法,使肩部产生较强的酸胀感,也可点刺拔罐或艾灸法。肩部穴位也可应用电针、灸法。余穴常规操作。

**推荐处方 2**

【治法】　通经除痹。

【主穴】　条口、承山。

【配穴】　肩髃、肩髎。

【操作】　从条口向承山透刺2~4寸,行捻转泻法1~3分钟,行针时鼓励患者运动肩关节。肩部穴位可针刺泻法,针感要强烈,或进行刺络拔罐。肩部穴位也可应用电针、灸法。

**推荐处方 3**

【治法】　疏通手阳明、太阳经脉,通经止痛。

【穴位】　①肩髃、肩内陵、肩外陵、曲池。

②肩贞、臑俞、天宗、秉风、曲垣、肩外俞、肩中俞。

③阿是穴(疼痛最明显处)。

【操作】　肩髃直刺,令麻电感到达肘部;曲池直刺,令麻电感达手指。阿是穴点刺 3～5 点，用大号火罐拔罐，出血 5～10mL，可行电针、灸法。余穴可常规操作，应用电针、灸法。

## 四、针灸疗效及影响因素

### 1.病程

肩周炎的病程直接关系到针灸的疗效，病程越短，疗效越好。一般肩关节的活动受限发生在疼痛症状明显后的 3～4 周，早期的肩关节功能活动限制因素主要是疼痛、肌肉痉挛等。因此，针灸在此时介入可获得优越的疗效。肩周炎也常被分为 3 个期，即早期（即疼痛期）、冻结期及恢复期。

疼痛期是本病的初期，主要表现为软组织的无菌性炎症，以疼痛为主，初始疼痛症状往往较轻，且呈阵发性，常因天气变化或劳累而引发；早期病理表现为肩肱关节腔内的纤维素样渗出，是针灸介入的最佳时机，可获得临床治愈，属于针灸Ⅰ级病谱，针灸疗效优越。伴随时间的推移，逐渐发展为持续性疼痛，尤其是在肩关节内旋、后伸、上举、外展等运动时更为明显，甚至剧痛难忍。此时，患者往往会采用限制上肢运动的方法来缓解疼痛。除了肩关节运动时疼痛症状加重外，在休息时疼痛症状也会加重，尤其是夜间睡眠时，严重者可夜不能寐，不能向患侧压肩侧卧，有时甚至还会感到任何姿势都不能舒适地搁置患肩。失眠又可进一步产生抑郁和烦躁而加重病情。肩周炎的疼痛部位一般局限于三角肌及邻近区域，但是一旦疼痛诱发了肌肉痉挛，疼痛范围可较为广泛，有时还可沿上臂后侧放射至肘部。此外，患者还可因为邻近的肌肉过多代偿而造成上背部和颈部等邻近部位的疼痛。疼痛的性质一般是不明确的，但也有部分患者可对疼痛十分敏感。此时仍然是针灸治疗的好时机，针灸具有良好效果，但比初期的阵发性疼痛的治疗需要更长的时间。

病程中后期，肩周组织广泛粘连、挛缩、肩关节功能活动明显障碍，甚至关节僵硬强直，称之为"粘连性肩周炎"或"冻结肩"。冻结期的早期可出现关节的部分粘连,肩关节活动范围受限,此时针灸也有较好疗效,但疗效不及初期,需要更长的治疗时间。当本病进入冻结肩的后期时,将出现关节广泛的粘连和肌肉萎缩,以功能障碍为主,而疼痛减轻,肩关节呈不同程度僵直,手臂上举、外旋、后伸等动作均受限制,呈现典型的"扛肩"现象,此时针灸也有较好的疗效。但由于粘连严重,要在麻醉条件下采用被动外力强行拉开肩关节粘连的组织,因此,此时并非针灸独立治疗所能,针灸作为主要治疗方法疗效显著,但此期必须配合肩关节的松解术,推拿、功能锻炼是必不可少的,单靠针灸疗效有限。所以,后期的严重粘连期以针灸为主的综合疗法是必要的。

晚期的病理变化,除肩肱关节囊的严重收缩外,关节囊还有纤维化、增厚,关节周围的其他软组织也受到波及,呈现普遍的胶原纤维退行性变,受累的组织都呈进行性的纤维化。有的部分血管分布增加,软组织失去弹性、短缩与硬化,软组织变脆易在肱骨外展时造成撕裂。最后关节囊和周围的肌腱、韧带均发生粘连,关节腔内滑膜增厚,肩盂下滑膜峰壁间隙闭锁,滑膜与关节软骨粘连,关节容量明显减少。尤其是因长时间缺乏运动萎缩严重,又有骨质疏松,这样的患者治疗方法将更局限,针灸能缓解症状,但疗效较差。

2.病性

单纯性肩周炎的针灸疗效要优于患有高血压、糖尿病、中风、颈椎病肩部放射痛等合并症者;局部无红肿者的针灸疗效要优于局部明显红肿者。广义的肩周炎包括肩峰下滑囊炎、冈上肌腱炎、肩袖病变、肱二头肌长头腱炎及其腱鞘炎、喙突或喙肱韧带炎、冻结肩、肩锁关节炎、肩峰下撞击综合征等多种疾病,它们在疗效和预后上具有较大差异。一般而言,单纯的肌腱炎针灸疗效要好于单一的小关节炎;单一小关节炎针灸疗效要好于大关节炎、滑囊炎;韧带炎的针灸疗效较差。针灸疗效可排列为冈上肌腱炎＞肱二头肌长头腱炎及其腱鞘炎＞肩锁关节炎＞肩峰下滑囊炎＞冻结肩、肩袖病变、肩峰下撞击综合征＞喙突或喙肱韧带炎。由风寒湿所致者,针灸疗效最好;由肌肉劳损所致者,针灸疗效也较好;有严重的组织退行性变化,尤其是骨质增生或韧带的钙化等,针灸疗效要差于前两者。

### 3.年龄

肩周炎患者的年龄也影响针灸的疗效。相对而言,年龄小者疗效较好,这主要与患者的自我康复能力和配合运动锻炼的能力有关。

### 4.刺灸法

肩周炎的治疗主要是局部选穴,应该采用多种刺灸法相结合以提高疗效。局部穴位要进行较强的刺激,如肩髃应深刺,用提插法使局部产生强烈的针感,甚至向上肢放射;肩背部的肩井、天宗、秉风等穴位针刺时应向单方向捻转使肌纤维缠绕针体,然后做雀啄法使局部有较强的针感,并可结合刺络拔罐法、灸法等。另外,在选远端穴位针刺行针时,要鼓励患者配合运动肩关节,这样可提高针刺的疗效。肩部穴位应用电针也可提高疗效。

### 5.患者的配合

肩周炎针灸的治疗效果与患者配合进行功能锻炼密切相关。在治疗过程中,医生应根据患者的具体情况,制定科学的肩关节运动方法。功能锻炼可改善局部血运和营养,促进无菌性炎症的吸收,恢复关节活动度,增加肌力,使运动协调。功能锻炼分主动运动和被动运动,主动运动和被动运动常常是互补的,对于肩关节粘连较严重的患者,医生可开始时帮助患者做被动运动,逐渐以主动运动为主,要使患者了解其意义,掌握正确的锻炼方法,进行上肢"爬墙活动"、"弯腰划圈"、"抱头扩胸"、"体后拉手"等肩和上肢的主动功能锻炼。针刺的目的在于止痛后可促进上肢和肩关节的主动运动,形成良性循环。因此,主动的肩关节功能锻炼是针灸治疗方法取效的关键环节之一,直接影响针灸的疗效。

### 6.其他疗法的配合

在急性期配合超短波治疗,慢性期与各种热疗配合可提高针灸的疗效。总的原则为急性期采用无热量,慢性期采用微热量方法配合。

# 五、针灸治疗的环节和机制

## 1.止痛作用

止痛是针灸治疗早期肩周炎的主要方法。肩周炎的初期主要表现为肩关节周围肌肉、肌腱、韧带、滑囊以及关节囊等软组织的慢性无菌性炎症，出现疼痛和肌肉痉挛。早期的病变部位在纤维性关节囊、肌腱和韧带，病理为关节囊的收缩变小，关节腔内可见滑膜充血，绒毛肥厚增殖充填关节间隙及肩盂下峰壁间隙，使关节腔狭窄，容量减少，肱二头肌长头腱关节腔内段表面为血管翳所覆盖。患病的肩关节则发现有关节囊的收缩与关节囊下部皱襞的闭锁，其他的软组织则显示正常。针灸通过局部刺激可减弱或拮抗痛觉感受器（感觉末梢神经）对痛觉的传导，提高痛阈，达到止痛的目的。针刺还可通过刺激人体内源性镇痛物质的释放达到镇痛作用。疼痛与运动障碍往往是互为因果的恶性循环，疼痛使患者畏惧活动，加速组织的粘连，结果活动范围越来越小；运动减少，局部代谢产物堆积而不能及时运走，又成为致痛因子。因此，患者每次针灸治疗后要抓住疼痛缓解的几个小时，充分的活动肩关节。

## 2.促进循环

肩周炎出现局部无菌性炎症是其基本病理变化之一，针刺通过调节微血管的机能状态，促进肩关节局部的微循环及营养代谢，促进充血的消散，从而有利于炎症水肿吸收和局部堆积代谢产物的输送，缓解肌肉的痉挛，松解粘连，改善功能。

# 六、预后

肩周炎起病一般较为缓慢，病程较长，病史多在数月甚至1～2年。因此，隐匿起病，逐渐发展是本病早期临床特点之一。一般认为本病具有自愈倾向，不过，这种自然恢复的时间不能预计，一般要经过数月至2年左右的自然转归时间。即使肩周炎有自我缓慢恢复的可能，也仍然应该采取积极主动的治疗措施，因此，早期诊断，及时治疗是决定本病预后好坏的关键。通过恰当的治疗，一般能在数月内得以康复，少数患者病期虽达 1～2 年，但最终也能恢复正常。对于严重关节挛缩及关节活动功能障碍，经保守治疗 6 个月以上无明显改善者，可以考虑外科手术治疗。

肩周炎的预后好坏与功能锻炼密切相关。早期肩关节尚未出现严重粘连和肌肉萎缩，活动范围并不受限，只是由于活动时会引起疼痛而患者不愿活动。中后期发生"扛肩"现象时，穿衣、插手、摸兜、梳头、摸背、擦肛、晾晒衣物等日常活动都会发生困难，严重时甚至会累及肘关节，屈肘时手不能摸背。伴随着疼痛和肩关节活动障碍，在晚期出现三角肌等肩部肌肉不同程度的萎缩现象，特别是肩外侧三角肌萎缩不仅可以使患侧肩部失去原有的丰满外观，出现肩峰突起现象，而且还可由此加重肩关节运动障碍的程度，进一步产生臂上举不便、后伸困难等症状。从整个病理变化过程看，早期和晚期肩关节病理变化存在着显著的差异。早期的病变在关节囊，晚期则波及关节囊以外的软组织，两期病理变化之间还存在着复杂的中间变化。根据以上病理变化，积极预防和早期治疗具有重要的意义。平素应坚持关节功能锻炼，肩部应注意保暖。

肩周炎的诱因多种多样，但众多的诱因却共同地造成了肩关节软组织轻度的非特异的炎性变化。因此，专家提示，在肩周炎的治疗和预防过程中，应根据其诱发因素加以区别对待。

# 第三节　腰椎间盘突出症

腰椎间盘突出症是腰腿痛中最常见的原因之一，是因腰椎间盘变性、纤维环破裂、髓核突出刺激或压迫神经根所表现的一种综合征。本病以 $L_{4～5}$、$L_5～S_1$ 间隙发病率最高，约占腰椎间盘突出症的 90％～96％，一般多个腰椎间盘同时发病者较少，约占 5％～22％。腰椎间盘突出症的产生，多半患者有不同程度的腰部外伤史，如弯腰搬重物或负重情况下突然滑倒引起腰扭伤所致。另一种情况是可能并无外伤史，多因椎间盘先有退行性变，然后再加上轻微的动作就会导致纤维环的破裂而发生本病。

本病的内因是椎间盘的退行性改变，外因则有损伤、劳损及受寒冷等。腰椎是人体负重、活动的枢纽，在受外力时，腰椎间盘要受到来自不同方位的应力，因此，最易发生萎缩、弹性减弱等退行性病变。椎间盘自身没有血液循环，修复能力较弱，退行性改变是一种规律性变化，以20岁为发育高峰，以后就开始了退行性改变，表现为纤维环变性即增厚、弹性减小。30～40岁时椎间盘蛋白多糖减少，髓核趋向胶原化，失去其弹力及膨胀性能。椎间盘退行性改变常以髓核进展最快，软骨板也随年龄增长变薄和不完整，并产生软骨囊样变性及软骨细胞坏死，纤维环附着点亦松弛，加之腰椎间盘纤维环后外侧较为薄弱，而纵贯椎骨内椎体后方的后纵韧带到第1腰椎平面以下逐渐变窄，至第5腰椎和第1骶椎间的宽度只有原来的一半，因而造成自然结构的弱点。外伤及长期劳损是引起腰椎间盘突出的重要原因。腰椎呈生理前凸，椎间盘后薄前厚，弯腰时髓核向后方移动而产生反抗性弹力，其弹力的大小与负重压力的大小成正比，如果负重压力过大，纤维环的退变及本身已有的缺陷，髓核就有可能冲破纤维环固定而脱出、突出或分离。积累劳损时，髓核长时期不能得到正常充盈，影响纤维环的营养供应，致使纤维环损伤而不易修复，久之使退变的椎间盘薄弱点出现小裂隙。此裂隙多出现在纤维环后部，可涉及纤维环的不同深度，也可出现在软骨板，变成髓核突出的通道。另外，不少患者并无外伤及劳损史，仅有受寒史，寒冷可导致腰椎部的血管和肌肉痉挛，一方面影响血供和营养，另一方面导致椎间盘的压力增大。

本病属于中医学的"腰痛"或"腰腿痛"。中医学认为，外伤或劳损可致瘀血阻滞筋脉，出现不通则痛；或寒湿、湿热之邪侵犯腰部经络，导致经脉不通；肝肾亏虚，肾主骨，筋骨失养，遂致本病。根据经络学说，足太阳经夹脊抵于腰，督脉贯脊循行于腰部，足少阴经"贯脊属肾"，又有"腰为肾之府"之称,故腰痛多与足太阳经、督脉和足少阴经脉、经筋病变有关。

## 一、辨病与辨经

1.辨病

(1)症状:大多数患者具有腰扭伤和(或)腰痛病史,以后腰痛可缓解,而下肢痛明显,或两者同时存在。腹压增高时下肢痛加剧,疼痛严重时患者可卧床不起、翻身困难。较多患者疼痛可反复发作,并伴随发作次数的增加而程度加重、持续时间延长,且发作间隔时间缩短,同时可伴有小腿麻木感。突出物大且为中央型时,可出现双下肢痛。

(2)体征

①腰椎曲度异常:表现为腰椎生理曲度减小或消失,或有侧弯畸形。反侧凸的强直动作加重下肢痛症状。

②腰部活动受限:前屈或向患侧侧屈活动明显受限,强制活动时可加重疼痛症状。

③压痛与放射痛:深压椎间盘突出部位的椎体棘突旁时,局部有明显疼痛并可伴有放射性痛。

④直腿抬高试验和(或)加强试验阳性:直腿抬高 $60°$ 以内即可出现坐骨神经痛,称为直腿抬高试验阳性。直腿抬高试验阳性时,缓慢降低患肢高度,待疼痛消失,再被动背屈患肢踝关节以牵拉坐骨神经,如又出现反射痛称为加强试验阳性。

⑤屈颈试验与颈静脉压迫试验(Naffziger 征):患者仰卧,也可端坐或者直立位,检查者一手置于患者胸部前,另一手置于枕后,缓慢、用力的上抬其头部,使颈前屈,若下肢出现放射痛,则为屈颈试验阳性;提示为"根肩型"腰椎间盘突出症。患者仰卧,检查者双手指按压患者两侧颈静脉,如其颈部及上肢疼痛加重,则为 Naffziger 试验阳性;提示为根性颈椎病,因脑脊液回流不畅致蛛网膜下腔压力增高所致。

⑥股神经牵拉试验阳性:提示 $L_{2\sim4}$ 神经张力增加。

⑦运动和感觉异常：坐骨神经受累时，腓肠肌张力减低，足踇趾背伸肌力减弱；病程较长者，常有足背肌萎缩；股神经受累时，股四头肌肌力减弱，肌肉萎缩。皮肤感觉在初期为感觉过敏，以后为迟钝或消失。改变区域与受累神经根相关。

⑧腱反射改变：$L_5 \sim S_1$ 神经根受压时，跟腱反射迟钝或消失；$L_{3 \sim 4}$ 神经根受压时，膝反射迟钝或消失。

（3）影像学检查

①X线平片：腰椎生理曲度消失，腰椎侧弯。部分患者可见某一或更多节段腰椎间隙前窄后宽。大多数患者伴有脊柱退行性改变。同时可除外局部结核、肿瘤等导致腰骶神经痛的骨病。

②CT检查：可见椎间盘髓核向后、侧方突出，压迫硬膜囊或神经根。同时可显示是否有椎管或侧隐窝狭窄等情况。

③MRI检查：可显示椎间盘髓核突出及压迫硬膜囊或神经根等情况。同时可鉴别有无马尾肿瘤、椎管狭窄等其他疾病。

④肌电图检查：若患者存在脊神经根损害时，肌电图检查可协助定位诊断和鉴别诊断。

附：不同部位单侧腰椎间盘突出症的临床表现

①$L_{3 \sim 4}$ 椎间盘突出：腰神经根受压，腰背、骶髂部、髋部、大腿前外侧、小腿前侧痛，小腿前内侧麻木，伸膝无力。

②$L_{4 \sim 5}$ 椎间盘突出：腰神经根受压，腰背、骶髂部、髋部、大腿和小腿的后外侧疼痛，小腿外侧或足背踇趾麻木，偶可足下垂，踇趾背伸无力。

③$L_5 \sim S_1$ 椎间盘突出：骶神经根受压，腰背、骶髂部、髋部、大腿和小腿后外侧痛，小腿后外侧及外侧三足趾的足背麻木，偶有足跖屈及屈趾无力。

2.辨经

本病腰部症状属于督脉及足太阳经病症，当出现下肢疼痛、感觉障碍时可分别为足太阳经、足少阳经或足太阳经、足少阳经合病。

## 二、针灸治疗及选穴原则

### 1.治疗原则

本病以祛风散寒、活血通经、疏调经筋为基本治疗原则。急性期应制动,睡硬板床 2～3 周,但绝对卧床时间一般不宜超过 1 周。一般正规保守治疗 6～8 周无症状减轻和缓解,应考虑其他方法。

### 2.选穴原则

在选穴上以病变腰椎间盘局部夹脊穴、阿是穴及经穴为主,可循经远端配穴,主要以督脉、足太阳、足少阳经穴为主。具体选穴原则如下。

(1)局部选穴:根据《内经》"在骨守骨,在筋守筋"的原则和"腧穴所在,主治所在"的规律从局部取穴,如局部选阿是穴、腰夹脊。压痛点主要位于椎旁,距中线约 2～3cm 处,压痛时可出现沿神经根走行的下肢放射痛;棘突间及棘突上亦可出现压痛,但以叩痛为主。另外,可选腰部膀胱经肾俞、大肠俞、志室、次髎等,督脉的腰阳关、命门等。

(2)循经选穴:根据"经脉所过,主治所及"的规律从远端选穴,如膀胱经"挟脊抵腰中……其支者,从腰中下挟脊,贯臀",因此,委中可治疗急、慢性腰痛,正如《四总穴歌》所言"腰背委中求"。腰痛连及下肢者,可选环跳、秩边、承山、昆仑、阳陵泉等穴。督脉"挟脊抵腰中,入循膂络肾",故可选水沟、风府治疗腰痛。肾经络脉"外贯腰脊",腰为肾之府,故腰痛属于肾虚者可选太溪、照海等穴以滋补肾精。

## 三、推荐针灸处方

**推荐处方 1**

【治法】　疏通督脉,通经止痛。

【穴位】　夹脊穴、脊中、腰俞、肾俞、环跳、阳陵泉、委中。

【操作】　局部夹脊穴行毫针刺法,也可用梅花针叩刺以潮红为度,也可拔罐。余穴常规操作。

**推荐处方 2**

【治法】　活血通经。

【主穴】　阿是穴、大肠俞、委中。

【配穴】　寒湿腰痛者,加腰阳关;瘀血腰痛者,加膈俞;肾虚腰痛者,加肾俞、命门。

【操作】　阿是穴根据痛点部位直刺 0.5～1 寸,大肠俞直刺 1.5 寸,委中直刺 1 寸,均行提插泻法;或阿是穴、大肠俞刺络拔罐,委中泻法。寒湿证,加艾灸;瘀血证,加刺络拔罐;肾阳虚加灸法。局部穴位可针刺治疗后加电针。

**推荐处方 3**

【治法】　舒筋活络。

【主穴】　肾俞、白环俞、环跳、承扶、殷门、委中、阳陵泉。

【配穴】　腰夹脊（$L_{2～5}$）、阿是穴、上髎、次髎、秩边、承山、悬钟、昆仑、足临泣。

【操作】　每次选 3～5 个穴位,环跳强刺激,使针感（麻电感）向远端放射。余穴均用泻法。

## 四、针灸疗效及影响因素

针灸治疗腰椎间盘突出症具有较好的止痛效果,是非手术疗法中重要的方法,为保证针灸取得良好疗效,选择适应证就显得更为重要。因此,针灸治疗要遵循保守治疗的适应证,即年轻、初次发作或病程较短者,休息后症状可自行缓解者,X 线检查无椎管狭窄者,都可取得良好疗效。

本病的治疗目的是缓解疼痛,增加腰椎活动度和功能,并提高患者生活质量。基于目前临床经验,卧床休息、睡硬板床、激素抗炎在急性发作初期还是予以常规治疗方法,而且临床体会是有效的,适当的牵引也是必要的。根据国内文献以及大量的临床实践,针灸在缓解疼痛、增加腰椎活动度和功能、提高患者生活质量这一治疗总目标上是可以作为主要治疗方法的,但难以独立实现本病的临床治愈,有必要结合牵引、推拿,尤其是急性发作期使用抗炎药物消除病变部位的水肿是必要的,因此,本病针灸独立治疗疗效有限,目前西医主张本病以保守治疗为首选,针灸可发挥重要的主治疗作用。

1.病程和分期

一般而言,近期发病的针灸疗效要优于反复发作、病程缠绵者。因多次长期的发病,将导致神经周围软组织的粘连,甚至神经根的严重损害,针灸的疗效将受到极大的限制。

根据髓核的病理阶段,临床常分为 3 期。

(1)突出前期:髓核因退变或损伤可变成碎块状物或瘢痕样的结缔组织,变形的纤维环可因反复的损伤而变薄、变软或产生裂隙。患者有腰痛或腰部不适。此期针灸疗效最好,可有效缓解腰痛,促进局部循环。

(2)突出期:当椎间盘压力增高时,髓核从纤维环薄弱处或裂隙处突出。突出物压迫或刺激神经根而产生放射性下肢痛,当压迫马尾神经时可出现大小便障碍。此期针灸也有较好的疗效。

(3)突出晚期:腰椎间盘突出后病程较长时,椎间盘本身和邻近结缔组织发生一系列继发性病理改变,如椎间盘突出物钙化、椎间隙变窄、椎体边缘骨质增生、神经根损害变性、继发性黄韧带肥厚、关节突间关节增生、继发性椎管狭窄等,针灸疗效较差。

2.分型

目前椎间盘突出症的分型不尽统一。国际腰椎研究会(ISSLS)和美国矫形外科学会(AAOS)将腰椎间盘突出症分为退变型、膨出型、突出型(后纵韧带下)、脱出型(后纵韧带后)及游离型。实质上退变是椎间盘突出症的早期改变或基本病理变化,可能会出现在各型中。

(1)目前一般按病理分为四型。

①膨出型:为生理退变,其纤维环松弛但完整,髓核皱缩,表现为纤维环均匀超出椎体终板边缘。一般无临床症状,有时可因椎间隙狭窄,

椎节不稳,关节突继发性改变,出现反复腰痛,很少出现根性症状,针灸疗效最好。如同时合并发育性椎管狭窄,则表现为椎管狭窄症,应行椎管减压,针灸疗效较差。

②突出型:为髓核突入纤维环内但纤维环外层完整,表现为椎间盘局限性向椎管内突出,可无症状,部分患者出现典型神经根性症状、体征。此型通过针灸治疗也可获得良好疗效,但由于破裂的纤维环愈合能力较差,复发率较高。

③脱出型:为纤维环、后纵韧带完全破裂,髓核突入椎管内,多有明显症状和体征,脱出多难自愈,针灸和保守治疗效果相对较差,大多需要微创介入或手术治疗。

④游离型:为突出髓核与相应椎间盘不连接,可游离到椎管内病变的上或下节段、椎间孔等,其临床表现为持续性神经根症状或椎管狭窄症状,少数可出现马尾神经综合征,此型针灸和其他保守疗法效果差,常需手术治疗。

因此,从分型与针灸疗效关系看,针灸疗效由优到差为退变型＞膨出型＞突出型＞脱出型＞游离型。

(2)根据髓核的病理变化可分为三型:隆起型为突出物多呈半球状隆起,表面光滑,针灸疗效好;破裂型为突出物不规则,呈碎片状或菜花样,常与周围组织粘连,针灸也有一定疗效;游离型同上,针灸疗效差。

(3)根据髓核突出的方向和部位可分五型:前方突出、后方突出、侧方突出、四周突出、椎体内突出,以后方突出多见。后方突出又分为旁侧型和中央型。总体而言,后方突出的针灸疗效优于前方突出,侧方突出针灸疗效优于中央型突出,椎体内突出疗效优于四周突出和锥体外突出。另外,根据突出物的不同水平层面分为单节段与多节段突出,单节段突出患者比多节段突出患者针灸对腰椎功能改善明显。膨出型患者比突出型和膨出加突出型患者腰椎功能改善明显。可见,腰椎间盘突出症患者椎间盘突出的程度和节段与治疗后功能恢复程度也密切相关。

3.临床表现

当患者仅有腰痛时,说明突向椎管内的髓核或纤维环的裂片尚未压及神经根,只有后纵韧带被刺激而产生腰痛;当突破后纵韧带而压及神经根时,却只有腿痛。一般而言,局部腰痛的针灸疗效要优于腿痛或腰痛合并腿痛。一切因素对神经根压迫的程度可分为痛、麻、木三种情况。当神经处于兴奋状态,其所支配区非常敏感,每当牵拉坐骨神经(直腿抬高)和脊髓压增高时(咳嗽、加大腹压),都能加重腿痛;木是神经有破坏性的表现,处于完全无痛状态;麻是介于痛与木之间的状态。所以,没有单纯的麻,多数为又麻又痛。针灸对痛的疗效优于麻,麻优于木。

4.其他疗法的配合

牵引是治疗本病常用的方法,可解除肌肉痉挛,使紧张的肌肉舒张、放松,减轻了椎间盘的压力,椎间隙加大后中间形成负压,可起到类似吸吮的作用,牵引同时配合手法,以促使脱出的髓核不同程度的回纳。另外,牵引状态下,神经根与椎间盘的位置发生改变,调整了神经根管的容积,神经根卡压得以缓解;松动上下关节突,使神经根管内容和小关节的粘连获得松解,改善局部循环,有利于神经根恢复正常状态。椎间盘突出的患者,常处于保护性体位,腰椎向一侧侧弯,使骨盆倾斜,牵引情况下,单独牵引短缩的下肢,有助于矫正骨盆倾斜,使脊柱恢复正常的生理状态,既可加速患者痊愈,又可预防患者复发。因此,针灸治疗的同时配合牵引、推拿,可为椎间盘的复位、扩大椎间孔、减轻神经根的压迫提供良好的条件;佩戴腰带可起到制动作用,为局部软组织的修复起到保护作用。另外,治疗期间患者应睡硬板床,康复阶段正确进行适度的腰肌锻炼;注意腰部不要受寒,腰部用力要注意平衡等,这些都对于提高和保持针灸疗效具有重要意义。

## 五、针灸治疗的环节和机制

腰椎间盘突出症最主要的两大症状为腰痛和腿痛。现代研究认为,腰椎间盘突出症受累的神经根由于突出的椎间盘的机械性压迫、牵拉,致使神经根充血、水肿、缺血,引起毛细血管通透性增加,血浆外渗,导致神经根内纤维组织增生,与周围组织粘连,神经根受挤压后血供受到不同程度改变,导致神经鞘膜水肿。椎间盘纤维环的病变、创伤炎症反应对椎间盘边缘产生机械性或化学性刺激,以及突出的椎间盘对脊根神经节的压迫,对脊神经后根牵拉刺激可产生腰腿痛。而腰神经本身又无神经外膜及束膜,对化学物质屏蔽功能缺乏,耐缺血能力差,因此易发生炎症和水肿。各种非手术疗法治疗的关键环节是尽快消除其炎症和水肿。针灸治疗的关键环节和机制包括以下四方面。

1.镇痛作用

放射性神经根性疼痛是本病最主要的症状,其产生有两个因素:一是椎间盘破裂产生化学物质使神经根发炎或敏感;二是要加压于神经根,其中可能有缺血因素。因此,治疗过程中镇痛是最主要的机理之一。针灸可通过刺激,反射性促进人体内源性镇痛物质的释放,缓解疼痛;针灸也可通过局部刺激感觉神经末梢,减轻或拮抗痛刺激信号的传入,提高人体痛阈而达到止痛或缓解疼痛的效果。另外,针灸也可通过促进局部循环清除致痛的化学物质,促进其代谢和分解。

2.改善局部循环

椎间盘受到寒冷刺激后使腰背部肌肉痉挛和小血管收缩,局部血液循环减少,进而影响椎间盘的营养。同时,肌肉的紧张、痉挛导致椎间盘的内升高,特别对于已有变性的椎间盘,更可造成进一步的损害,致使髓核突出。椎间盘突出后,神经根受到刺激或压迫,其周围的无菌性炎症必然导致有大量的渗出物填充在椎间孔及其周围的软组织中,使其组织间压力增高,针灸可通过刺激局部的微循环,调节微血管的舒缩机能,增加循环血量和营养,降低毛细血管的通透性,促进局部的新陈代谢和炎性产物的吸收,从而达到"引流减压"的效果,减轻椎间盘的机械性牵拉,消除或缓解神经根管中各种压迫和限制神经根活动的因素,起到松解神经根和软组织粘连、缓解症状的效果。

3.协调椎间盘周围的肌肉和韧带

针灸通过局部刺激,可对病变局部的肌肉、韧带、肌腱等失衡的生物力学状态进行协调,减轻其痉挛状态,从而缓解局部肌肉、肌腱和韧带的紧张状态,达到缓解疼痛,减轻椎间盘、神经及血管的压力,促进循环和损伤修复的目的。

4.神经调节

椎间盘突出后,病变的神经根将受到刺激或压迫,其功能将严重障碍,神经细胞代谢异常。针刺可直接刺激神经,引起神经冲动的传导,这对于受刺激和压迫的神经根具有反射性促进神经细胞代谢和自我修复的作用。

# 六、预后

很难确定腰椎间盘突出症的自然病史,这是因为大多数患者都曾接受过各种形式的针对腰痛的治疗,并且没有正式确诊。本病经过保守治疗,一般大多数患者会获得临床症状的缓解,仅有大约10％的患者6周后仍然较重,需要手术治疗。序列 MRI 影像显示,突出的椎间盘部分经过一段时间后有复位的趋势,2/3 的病例 6 个月后可以得到部分至全部的缓解。一般认为,只有当持续性或间歇性疼痛经保守治疗半年无效,有进行性下肢神经功能损害或有较重的马尾神经综合征者,才考虑手术。国外有学者对 100 例患者分别应用手术治疗和保守治疗行对比研究,并随访 10 年,认为症状轻微,小于 3 个月者,保守治疗有 50％的患者疗效满意。

一般而言,腰椎间盘突出伴有侧隐窝狭窄或椎管狭窄的患者,保守治疗的预后不佳。因此,椎管狭窄程度及突出物大小对预后有直接影响。腰椎间盘突出症并发马尾神经综合征,预后较差。腰椎间盘突出症重在预防。注意平时的站姿、坐姿、劳动的姿势以及睡姿的合理性,纠正不良姿势和习惯,加强锻炼,尤其要加强腰背肌的功能锻炼,因为适当的锻炼能改善肌肉血液循环,增加肌肉的反应性和强度,松解软组织的粘连,纠正脊柱内在平衡与外在平衡的失调,从而达到良好的治疗效果及预防作用。

有人对本病预后采用肌电图进行判断,发现肌电图异常阳性率达87.8%,表现为插入电位延长,肌松弛时出现纤颤电位、正锐波和束颤电位,肌收缩时运动单位电位时限延长,多相波百分比增多,干扰波减少。插入电位延长,肌松弛时异常自发电位频繁出现和用力收缩时干扰波减少,常表示神经受损处于急性阶段。异常自发电位减少,出现相位增多、时限延长、波幅增高的运动单位电位,则表明病损神经进入修复的再生过程,肌肉逐渐获得神经的重新支配,预后良好。F波是运动纤维逆向冲动直接引起脊髓节段前角运动细胞的回返放电,可估计神经根的传导功能。研究也发现,腓神经和胫神经的F波传导速度(FWCV)减慢在患侧表现出非常高的阳性率,一些肌电图正常、病程较短和病变较轻的患者也常有减慢、远近端比值改变或F波出现时间较离散。临床病症严重患者可观察到F波的出现率减低和FWCV明显减慢,甚至F波消失。部分患者在健侧也出现F波异常,这与椎间盘突出导致神经根的拉压和充血水肿或局部的炎症反应波及邻近的神经根有关。因此,综合电生理检查能对神经根病损早期作出定位诊断,帮助推断腰椎间盘突出的节段以及了解功能障碍的范围、阶段、程度和预后。

# 第四节　第三腰椎横突综合征

第三腰椎横突综合征,又称第三腰椎横突增长性腰背痛、腰神经后外侧肢卡压综合征等,由于第三腰椎横突过长,其周围软组织受损,引起腰腿痛等症状,以男性青壮年多发。目前认为,本病是由于急性损伤处理不当或慢性劳损引起横突周围瘢痕粘连、筋膜增厚、肌腱挛缩等,从而使穿过筋膜的神经血管束受到卡压而产生的一系列症状和体征。第三腰椎是人体5个腰椎的活动中心,成为腰椎前屈后伸、左右旋转的活动枢纽,故其两侧横突所受牵引应力最大;而且第三腰椎横突最长,故其所受杠杆力量最大,其上附着的韧带、肌肉、筋膜、肌腱承受的拉力亦大,损伤机会亦多。

本病属于中医学"腰痛"、"腰腿痛"等范畴,认为外伤、慢性劳损等导致筋脉受损,气滞血瘀;或感受风寒邪气,阻滞筋脉,不通则痛。肝肾不足,筋骨失养,筋脉受损而致。

# 一、辨病与辨经

1.辨病

(1)症状

①有急、慢性腰部损伤史。左侧多见。

②腰肌酸痛无力,休息可缓解,弯腰、劳累、受风寒时加重。病情重者,疼痛持续并可向臀部、大腿外侧、后侧扩散。

(2)体征

①第三腰椎横突尖明显压痛,有时对侧也有压痛。

②局部可扪得条索状物,并有压痛。

③来自 $L_{2\sim3}$ 的闭孔神经受刺激,可使内收肌紧张。

(3)根据病史、疼痛性质,结合临床体征和 X 线片显示第三腰椎横突过长、肥大或有钙化即可确诊。

2.辨经

本病腰部症状属于足太阳经证,下肢症状可归属足太阳、足少阳经证。

# 二、针灸治疗及选穴原则

1.治疗原则

本病以舒筋通络、活血止痛为基本治疗原则。

2.选穴原则

在选穴原则上根据《内经》"在骨守骨,在筋守筋"的原则,主要在局部选穴,可根据经络循行归属足太阳、足少阳经而循经选穴。具体选穴原则如下。

(1)局部选穴:根据"腧穴所在,主治所在"的规律在局部选取压痛点(阿是穴),一般本病多在第3腰椎的左侧横突出现明显压痛,有时对侧也可出现压痛,可选阿是穴,并可选 $L_{2\sim4}$ 夹脊穴及督脉腰阳关、命门。

(2)循经选穴:根据"经脉所过,主治所及"的规律循经选穴,如选足太阳经秩边、殷门、承扶、委中,足少阳经环跳、风市、中渎、膝阳关。本病疼痛一般不超过膝部,因此,主要选择膝以上的太阳经、少阳经穴位。

## 三、推荐针灸处方

### 推荐处方1

【治法】 舒筋通络,活血止痛。

【主穴】 阿是穴。

【配穴】 肾俞、委中。

【操作】 首先定好第三腰椎横突,再取压痛最明显处阿是穴,用1.5~2寸毫针以45°角进针后,深刺至第三腰椎横突,行"输刺"、"短刺"。在其上、下各选阿是穴,行"傍针刺"。针用泻法。肾俞向脊柱方向斜刺1.5寸。委中直刺。

### 推荐处方2

【治法】 舒筋活血,通经止痛。

【主穴】 阿是穴、腰夹脊。

【配穴】 气滞血瘀,加膈俞;风寒阻络,加腰阳关;肝肾亏虚,加肾俞;疼痛向臀部、大腿外侧、后侧扩散者,加环跳、殷门、委中、风市、膝阳关。

【操作】 阿是穴、腰夹脊针用泻法,也可三棱针刺血拔罐,或者于穴位处行艾炷灸。余穴常规操作。

### 推荐处方3

【治法】 通络止痛。

【主穴】　阿是穴、$L_{2\sim4}$夹脊、腰阳关、命门。

【配穴】　如疼痛向下肢放射,可加足太阳经秩边、殷门、承扶、委中或足少阳经环跳、风市、中渎、膝阳关。本病疼痛一般不超过膝部,因此主要选择膝以上的太阳经、少阳经穴位。

【操作】　取压痛最明显处阿是穴,用毫针以 45°角进针后,深刺至第三腰椎横突,行"输刺"、"短刺"。在其上、下各选阿是穴,行"傍针刺",可加电针、行灸法或刺络拔罐。余穴常规操作。

## 四、针灸疗效及影响因素

第三腰椎横突综合征是腰部和腹部肌肉强烈收缩,致使此处肌肉附着点撕裂伤,肌肉损伤后的无菌性炎症使邻近的脊神经受刺激,长久以后可发生神经纤维变性。周围软组织的无菌性炎症所引发的反应是其基本机制,针灸可促进局部的微循环,从而有利于局部炎症的吸收和消散,清除代谢产物的堆积,提高局部的代谢和营养,达到修复局部组织的目的。大多数第 3 腰椎横突综合征的患者,通过针灸治疗可达临床治愈,仅有少数患者症状严重,病程较长,影响生活和工作,而且经过各种非手术方法治疗并无好转迹象者,可考虑手术治疗。

1.病程

病程短,急性发作或急性腰损伤所致者,其局部病理变化以充血、水肿等急性无菌性炎症为主要表现,因此,通过针灸治疗可迅速缓解症状,疗效快而好。病程长,慢性损伤所致者,一般病情缠绵,局部可出现一定程度的粘连,针灸可获得较好疗效,但疗效不及急性短病程者。

2.病性

本病有轻重之别。一般而言,当仅有腰部酸痛无力,休息可缓解,劳累或感受风寒加重者,病变较轻,针灸疗效最好;当腰痛持续并向臀、大腿后、大腿外侧放射,说明 $L_3$ 神经后支受到刺激或轻度卡压,病变程度相对较重,但针灸仍可获得很好疗效,只是治疗时间要比前者长些;如果局部病理变化到一定阶段,神经血管束被卡压到不可逆的程度,针灸和各种非手术疗法将难以奏效。

3.患者的配合

急性期患者应卧床休息,限制腰部过度活动;急性期过后,应加强腰背肌的锻炼,注意避免腰背受寒等,这对于提高针灸疗效具有重要意义。

# 五、针灸治疗的环节和机制

第三腰椎横突综合征的发生,无论是急性外伤所造成的局部撕裂、出血、渗出,还是轻微损伤及慢性劳损所导致的粘连与瘢痕,其结果是最终导致腰神经后外侧支及血管束被束缚、卡压,这是其基本的病理机制。另外,过长的横突尖端长期刺激腰大肌筋膜可引起横突周围的纤维织炎,股外侧皮神经干恰好从其前方经过,容易被累及而出现大腿外侧及膝部疼痛。总之,第三腰椎横突周围软组织的无菌性炎症所引发的反应是其基本机制,因此,针灸治疗的环节和机制如下。

1.止痛作用

腰痛、臀部疼痛及一侧下肢痛是本病的主要临床表现。针灸可通过促进人体分泌内源性镇痛物质,减弱或拮抗痛觉的传入而提高痛阈,促进局部堆积的致痛物质的排泄等而达到止痛的目的。

2.促进微循环

第三腰椎横突局部出现的无菌性炎症所引发的效应是本病的主要环节,针灸可反射性引起局部微血管的舒张,促进局部的微循环,增加循环血量,从而有利于局部炎症的吸收和消散,清除代谢产物的堆积,提高局部的代谢和营养,达到修复局部组织的目的。炎症的减轻或消除可使局部的刺激症状和脊神经后支刺激、压迫得到缓解,从而消除或减轻腰痛、臀部痛、大腿根部、下肢部放射性或痉挛性疼痛。

3.协调脊柱肌肉张力

生理状态下,在两侧横突所附着的肌肉与筋膜相互拮抗及协同作用下,人体的重心得以维护相对的稳定。倘若一侧腰背筋膜和肌肉紧张收缩时,其同侧或对侧均可在肌肉牵拉的作用力与反作用力下遭受损伤。第三腰椎横突综合征患者因第三腰椎横突过长,弯度较大,活动广泛,尤其易于损伤。在急性发作期,横突两侧的肌肉出现痉挛或两侧的肌力失去平衡,此时通过针灸治疗,可有效解除肌肉痉挛,协调横突两侧的肌力,从而有效缓解腰部疼痛。

## 六、预后

大多数第三腰椎横突综合征的患者,通过非手术治疗可达治愈。仅有少数患者症状严重,病程较久,影响生活和工作,而且经过各种非手术方法治疗并无好转迹象者,可考虑手术治疗。平时患者应注意腰部活动的协调,劳逸结合,避免腰部过度劳累,并应加强腰部肌肉的功能锻炼,注意腰部保暖,避免感受寒湿等外邪。

# 第五节　强直性脊柱炎

强直性脊柱炎(AS)是一种慢性进行性疾病,主要侵犯骶髂关节、脊柱骨突、脊柱旁软组织及外周关节,并可伴发关节外表现。严重者可发生脊柱畸形和关节强直。本病发病男女比例为 5∶1,女性发病较缓慢及病情较轻,发病年龄通常在 13～30 岁,30 岁以后及 8 岁以前发病者少见。本病发病原因尚不十分清楚,从流行病学调查发现,基因和环境因素在本病的发病中有重要作用。研究 B 证实,本病发病和 HLA-B27 密切相关,并有明显家族发病倾向,但 80％的 B27 阳性者并不发生 AS,以及大约 10％的 AS 患者为 B27 阴性,这提示还有其他因素参与发病。

本病属中医学"腰痛"、"痹证"等范畴,与机体肾虚督空、感受风寒湿邪等六淫邪气有关。肾主骨生髓,先天禀赋不足,肝肾亏损,肾气不足,导致骨髓无以温煦和濡养;肾虚督空,卫气不固,易感外邪,寒邪留滞足太阳膀胱经脉、督脉,致经脉痹阻,气血运行不畅,而致本病,故多属寒证、虚实夹杂、本虚标实之证。

## 一、辨病

（1）腰背部疼痛至少 3 个月，运动后可改善，不因休息而缓解。

（2）腰椎矢状面、额状面运动受限。

（3）胸廓活动减少（与年龄、性别的相应正常值比较），呼吸差＜2.5cm。

（4）双侧骶髂关节炎 2～4 度。

（5）单侧骶髂关节炎 3～4 度。

确诊：（4）或（5）加（1）～（3）中的任何一项。

附：骶髂关节炎艾条灸线分度

（1）0 度：正常。

（2）1 度：可以变化。

（3）2 度：轻微变化，小的局限侵蚀、硬化，无关节间隙变化。

（4）3 度：明显变化，中度或进行性骶髂关节炎，具有侵蚀、硬化、间隙变窄、增宽或部分强直等变化的一项或多项。

（5）4 度：关节融合，骨性强直。

## 二、针灸治疗及选穴原则

**1.治疗原则**

本病以温经散寒、扶正补虚为基本治疗原则。

**2.选穴原则**

选穴上主要以足太阳膀胱经、督脉穴为主。另外，根据中医理论肾主骨生髓，肝主筋，筋会阳陵泉等选取有关穴位。具体选穴原则如下。

（1）局部选穴：强直性脊柱炎的腰背痛等表现主要归属足太阳膀胱经和督脉病变。根据《内经》"在骨守骨，在筋守筋"的原则，以及"腧穴所在，主治所在"的规律，在病变局部选穴，主要在督脉上选取，如从大椎到腰阳关。在膀胱经背腰部选择有关穴位。另外，骶髂关节炎也是本病最常见的症状，因此，可在局部选择阿是穴、腰奇、腰俞、中膂俞、白环俞、秩边等。

（2）夹脊穴：夹脊穴旁纳督脉和足太阳经之经气，因此，也是治疗本病常选的穴位，一般选择胸、腰部夹脊穴。

（3）整体调节选穴：由于膀胱经上有五脏六腑之背俞穴、血会膈俞、骨会大杼，又因背俞穴为脏腑经气输注于背部的腧穴，且肝主藏血、主筋，肾主骨、其腑在腰，因此，选择膀胱经上的上述穴位也具有调节五脏六腑，尤其是肝肾、筋骨的功能，故在足太阳膀胱经上选择相关的穴位。另外，根据筋会阳陵泉，可选阳陵泉穴治疗本病。足三里有补益气血、扶正祛邪的作用，可选该穴进行整体调节。

# 三、推荐针灸处方

**推荐处方 1**

【治法】　温督壮阳，祛邪扶正。

【穴位】　督脉之大椎穴至腰俞穴。

【操作】　采用铺灸法。敷料丁麝粉（丁香 25％，麝香 50％，肉桂25％）1～1.8g，去皮大蒜捣烂成泥 500g，陈艾绒 200g。暑夏农历三伏天，以天气晴朗、气温高、白天为佳。让患者俯卧床上裸露背部，在督脉所取穴处常规消毒，涂上蒜汁，在脊柱正中线撒上丁麝粉，并在脊柱自大椎穴至腰俞穴处铺 2 寸宽、5 分厚的蒜泥一条，然后在蒜泥上铺成如乌梢蛇脊背的长蛇形艾炷一条。点燃头、身、尾，让其自然烧灼，燃尽后再继续铺艾炷施灸，一般灸 2～3 壮为宜，灸毕移去蒜泥，用湿热毛巾轻轻揩干。灸后可起水泡，至第 3 天用消毒针引流水泡，涂上甲紫，直至结痂脱落。

**推荐处方 2**

【治法】　温经通络，散寒祛湿。

【主穴】　夹脊穴。

【配穴】　环跳、承扶、秩边、阳陵泉、足三里、阴陵泉。

【操作】　先针刺取患者双侧第 10 胸椎以上华佗夹脊穴，左右交叉选穴,盘龙刺法(华佗夹脊穴的一种刺法,沿脊柱取华佗夹脊穴从上向下左右交叉取穴,如取第 1 胸椎左侧夹脊,后取第 2 胸椎右侧夹脊,左右交替,因其状如龙盘于柱故得名盘龙刺法),刺左不刺右,刺右不刺左,行捻转补法,隔日换针对侧。余穴常规操作。再于所有针尾部放 1 寸艾条点燃,隔日 1 次,每次留针 30 分钟。

**推荐处方** 3

【治法】　温经散寒,扶正补虚。

【主穴】　大杼、风门、肺俞、督俞、膈俞、肝俞、脾俞、肾俞、大肠俞、次髎、委中、昆仑。

【配穴】　大椎、风池、阿是穴。

【操作】　诸穴施行提插雀啄手法,并加以艾条温和灸。

# 四、针灸疗效及影响因素

目前,强直性脊柱炎西医没有安全可靠的治疗方法,从临床报道情况看,针灸对缓解临床症状、减缓病程、延缓进程有一定作用,但没有足够的证据表明针灸可治愈本病。目前,根据临床研究结果发现,在督脉、膀胱经上进行大剂量的敷灸法是最为有效的刺灸法,针刺疗法是以相应病变椎体部位的夹脊穴和骶髂关节痛点为治疗点。在治疗中,要针灸并用,这样才可提高针灸的疗效。梅花针取华佗夹脊穴,用梅花针由上而下叩刺,至皮肤潮红或微出血为度;针刀疗法是用针刀将脊柱各个关节粘连的肌腱、韧带等软组织和挛缩筋脉实施分离、切开和松解;挑筋疗法通过挑、提、摇、摆等手法将穴位处相应的皮内或浅筋膜纤维挑拨出来而达到治疗目的;刺络放血可以缓解强直性脊柱炎腰骶晨僵以及受累部位关节肿痛或肌腱附着点疼痛等临床症状。

1.病程

强直性脊柱炎的早期症状是骶髂关节部、腰背部、髋关节或四肢大关节疼痛,同时伴有腰背部僵硬,这种僵硬以晨起最明显,经活动后可减轻,这就是所谓的晨僵症状。但在临床中,多数患者以腰骶和髋部疼痛为首发症状,也有首先发生膝关节疼痛,或者首先发生踝关节或足跟疼痛,或首发腿痛和坐骨神经痛者。早期针灸治疗可缓解症状,延缓进程,是针灸治疗的最佳时机。强直性脊柱炎早期症状如果不能进行有效治疗,尽快控制病情,将丧失最佳治疗时机,不可避免关节畸形致残。进入脊柱症状期,患者已经脊柱关节韧带骨化形成骨桥,通过针灸治疗只能达到缓解疼痛症状的目的。因此,强直性脊柱炎早期诊断与治疗对疾病的恢复起着决定性作用。

2.刺灸法

本病是病情较为严重的顽疾,因此,根据《内经》"病有沉浮,刺有深浅,各至其理,无过其道"的原则,针灸治疗本病要强调大剂量。由于先天禀赋不足,肾气亏乏是导致本病的首要因素,而督脉总督一身之阳,肾中之阳又可鼓舞一身之阳气的不足,督脉空虚也是发病的一个重要因素。在脊柱上"铺灸",能直接作用于督脉及膀胱经穴。灸法艾炷要大,火气要足,并应借助暑夏之伏天(阳中之阳)炎热之气候,温通督脉及膀胱经诸俞穴,能起到强壮真元、祛邪扶正的作用,从而鼓动气血流畅。敷灸时选用材料也非常重要,常用大蒜(具有解毒散寒的作用)、麝香(具有开窍通络透骨的作用)。两药通过温热作用直接作用于督脉并逐渐吸收,故疗效较普通温灸为佳。目前,根据临床研究结果发现,在督脉上、膀胱经上进行大剂量的敷灸法是最为有效的刺灸法。在治疗中,要针灸并用,这样才可提高针灸的疗效。

3.患者的配合

强直性脊柱炎的发病与自身免疫力有着密切的关系。即使是急性发展期患者,如能进行科学的自我调理,就会起到防止关节畸形的作用,这就需要患者对自身的调理有一个正常的认识。在治疗强直性脊柱炎过程中,为了避免骨关节强直,必须每日进行轻微关节功能锻炼,避免关节畸形造成终身残疾。强直性脊柱炎的病因多,病程长,病情复杂多变,缓解和发作交替,疗程长达数年甚至数十年,因此,要鼓励患者持之以恒,坚持长期的治疗和功能锻炼。这对于提高和巩固针灸疗效具有十分重要的意义。

## 五、针灸治疗的环节和机制

### 1.促进循环

针灸并施疗法可以改善病变关节周围的血液循环,促进血管的舒张,增加循环血量,有利于促进局部肌腱等炎症的吸收,达到缓解强直性脊柱炎患者的疼痛、增强其关节活动、避免关节骨化和骨质疏松等的目的。

### 2.免疫调节作用

针灸可调节强直性脊柱炎患者血清中免疫球蛋白,并使网状内皮系统功能活动增强,对机体内各种特异性免疫抗体均有所增加,从而可促进局部损伤组织的修复。

### 3.止痛作用

针灸可通过改善微循环,促进致痛物质的排泄,促进机体分泌内源性镇痛物质,提高患者的痛阈等环节,达到止痛作用。

## 六、预后

强直性脊柱炎尚无根治方法,但是患者如能及时诊断、合理治疗,一般可控制症状,改善预后。目前主张本病的治疗应以非药物、药物和手术等综合治疗,缓解疼痛、发僵,控制或减轻炎症,保持良好的姿势,防止脊柱或关节变形,必要时应矫正畸形关节,以达到改善和提高患者生活质量的目的。要对患者进行疾病知识的教育和社会心理治疗;鼓励患者不间断的进行体育锻炼,维持脊柱关节的最佳位置,增强椎旁肌肉和增加肺活量;应睡硬板床,多取仰卧位,避免促进屈曲畸形的体位。枕头应低,一旦出现上胸或颈椎受累,应立即停用枕头。髋关节受累出现的关节间隙狭窄、僵直和畸形,是本病致残的主要原因,必要时可进行手术治疗。

本病在临床上表现的轻重程度差异较大,部分患者病情反复持续进展;有些患者长期处于相对静止状态,可正常工作和生活。但是一般而言,轻型患者的存活期与一般人无差别,然而骨折、心血管系统受累、肾脏淀粉样变等严重的并发症会使部分患者生存期缩短。发病年龄小,髋关节和脊柱受累较早,反复发作虹膜睫状体炎和继发性淀粉样性,诊断延迟,治疗不及时和不合理,不坚持长期功能锻炼者,预后较差。

# 第六节　腰椎管狭窄症

腰椎管狭窄症是指腰椎的管腔,包括主椎管(中央椎管)、侧椎管(神经根管)因某些原因发生骨性或纤维性结构异常,导致一个节段或多个节段的一处或多处管腔变窄,卡压马尾神经或神经根而产生的临床症候群,是导致腰腿痛的常见病因之一。西医学认为,本病由人体老化或长期慢性劳损,腰椎及所属韧带、关节囊发生退变、增生、肥厚,椎间盘变性或突出,以及椎体移位,导致椎管神经管道狭窄,神经受压而引发腰腿痛等一系列症状。好发于50岁以上的中老年人,男性明显多于女性。临床表现为下腰部及下肢胀痛,重者不能行走及站立,常有间歇性跛行,有长期反复便秘、小便费力难解等症状。因腰椎管狭窄症患者多伴发腰椎间盘突出症,故表现的症状更为复杂。X线检查可见腰椎退行性变,部分患者可见脊柱侧弯;CT及核磁共振检查可见腰椎管狭窄压迫硬膜囊及神经根。

本病属中医学"腰腿痛"、"痹证"的范畴,认为其病因与先天肾气不足和肾气衰退以及劳役伤肾有关。此外,与反复遭受外伤、慢性劳损和受风寒湿之邪侵袭等有关。肾虚不固,肝肾亏损,筋萎髓枯,筋骨松弛易动,加之长期劳损,伤及筋骨,瘀血停滞,经脉不通;气血不足,血虚不荣,经络失养,则麻痹疼痛,久行而跛;卫外羸弱,营卫失和,六淫由表侵入经络,阻抑经气等均可导致本病。

## 一、辨病

(1)有慢性腰痛史,部分患者有外伤史。

(2)多发生于 40 岁以上的体力劳动者。

(3)长期反复的腰腿痛和间歇性跛行,腰痛在前屈时减轻,后伸时加重;腿痛多为双侧,可交替出现,站立和行走时出现腰腿痛或麻木无力,疼痛和跛行逐渐加重,休息后好转。严重者可引起尿频或排尿困难。

(4)下肢肌萎缩,腱反射减弱,腰过伸试验阳性。

(5)腰椎 X 线摄片检查有助于诊断,脊髓造影、CT 和核磁共振检查有重要的诊断意义。

## 二、针灸治疗及选穴原则

1.治疗原则

本病以疏通经络、活血化瘀为基本治疗原则。当疼痛症状严重时适当卧床休息,一般为 1 周左右,但不宜长期卧床。

2.选穴原则

本病在选穴上主要以腰部、臀部和下肢穴位为主。

## 三、推荐针灸处方

**推荐处方** 1

【治法】　疏通经络,活血化瘀。

【穴位】　肾俞、腰阳关、次髎、环跳、委中、承山、绝骨。

【操作】　环跳穴针刺时有触电感并向下肢放散为佳,但不要反复捣刺。肾俞、腰阳关、环跳及委中用电针,疏密波,以患者能耐受为度。次髎穴可行穴位注射。余穴常规操作。

**推荐处方** 2

【治法】　补肾通督,舒筋活血。

【主穴】　夹脊穴。

【配穴】　①秩边、居髎、殷门、委中、昆仑。

②次髎、环跳、阳陵泉、丰隆、承山。

【操作】　选取病变部位相应夹脊穴,针尖向脊柱方向针刺1～1.5寸,行较强刺激的捻转平补平泻法。两组配穴,交替应用。余穴常规操作。

## 四、针灸疗效及影响因素

腰椎管狭窄症是指腰椎管由于某些因素发生骨性纤维结构的异常,导致管腔狭窄,压迫硬脊膜和神经根引起的一系列症状,表现为腰骶部疼痛或臀部疼痛,可有椎旁压痛、下肢放射痛和麻木、间歇性跛行等。临床上分为中央型椎管狭窄、侧隐窝狭窄、神经根管道狭窄三种类型。病因可分为先天性(发育性)及后天性(退行性)椎管狭窄两种。先天性椎管狭窄可由于椎管发育狭窄,软骨发育不良和骶裂等所致,后天性椎管狭窄主要因椎管结构退行性变、脊柱滑脱和手术后医源性狭窄,两者均可导致椎管压力增加,马尾缺血,神经根受压,引起马尾神经症状或神经根症状。目前治疗上主张以非手术疗法为主,最流行的是以骶管滴注为主的综合疗法。保守疗法主要在于缓解症状,不可治愈,少数需手术治疗。根据临床实际情况,针灸可作为综合治疗中的一种辅助手段,对症状有一定的缓解作用。

1.病变程度

本病多有较长时间的腰痛,逐渐发展到骶尾部、臀部及下肢痛,但疼痛的程度不及椎间盘突出症剧烈。初期表现为腰部胀痛、酸痛及行走后明显的疲乏感,在行走、站立或劳累时可加重,而休息时特别是在前倾坐位或蹲位时可明显减轻或消失,患者骑自行车时亦可无任何症状,此时患者的病变程度较轻,针灸可取得很好的疗效。当病程发展到一定阶段时,可出现典型的间歇性跛行,以及在短距离行走时可出现腰部、下肢的疼痛、麻木、无力或抽筋等,但当下蹲片刻后症状明显减轻,继续行走则症状又出现,此时病变程度有加重,针刺可取得较好效果。当病变继续发展时,受累神经支配区(如马鞍区)出现感觉减退或消失,肌力减弱,反射(如膝反射、踝反射、肛门反射等)减弱或消失,此时病变程度较重,针刺可获得一定效果,但疗效远不及前者。

2.病因

目前使用最广的分类方法即病因学分类方法,包括先天性或发育性狭窄及获得性椎管狭窄。多数学者认为导致本病的原因以退变及损伤等继发因素为主,相对而言,针灸治疗获得性椎管狭窄疗效要优于先天性椎管狭窄,即针灸治疗纤维性结构异常的疗效优于骨性结构异常。针灸对软组织损伤与炎症所致者疗效显著,对因异常结构所致的腰椎骨关节病与腰椎间盘脱出症等所致的腰椎管狭窄疗效则较差。

## 五、针灸治疗的环节和机制

1.改善局部循环

间歇性跛行是本病的主要症状之一,其发生的原因是由于椎管或神经根管狭窄,步行时神经根充血加重了狭窄或阻断了神经根血液供应,而引起腰腿痛、无力症状。因此,针灸改善循环是其机制之一。

针灸可改善腰椎管内外各组织的血液循环,加快腰椎管内外组织的血液运行,改善微循环,解除微静脉和毛细血管的瘀滞,加快对神经根等组织的营养供给。循环的改善,加强了组织的代谢,加速了代谢产物的排出,也有利于祛除痛源,促进局部炎症的消散,从而可缓解神经组织所受的机械性压迫。

2.对神经根等组织的良性刺激

针灸可兴奋神经细胞,增强代谢,加快代谢产物的排出,从而改善神经根和马尾神经等的缺血状态,促进其修复和功能的恢复。

3.止痛作用

针灸可促进内源性镇痛物质的释放,提高痛阈,达到止痛的作用。另外,促进局部致痛物质的排泄,消除神经根的炎症也可达到止痛的作用。

## 六、预后

本病经过保守治疗大部分可减轻或控制症状,少部分患者需要手术治疗。以往认为,腰椎管狭窄症是一种进行性加重的疾病,提倡手术治疗。但最近一项研究提出了相反意见。在原先被要求手术治疗的 32 例患者中,由于种种原因未施行手术,仅作观察,平均随访 4 年后发现:47％的患者症状有改善,38％的患者病情无变化,只有 15％的患者症状加重。这就是说,此病不是一种致命疾病,也很少引起神经进行性损害。这个观点为保守治疗提供了依据。

一般认为,只有当持续性或间歇性疼痛经保守治疗半年无效,有进行性下肢神经功能损害或有较重的马尾神经综合征者,才考虑手术。在治疗的同时,鼓励患者做背伸运动。合理的功能锻炼,可增强腰椎周围肌肉的弹性、紧张力、柔韧性和灵活性,以增强腰椎的稳定性。针灸及其他非手术保守治疗适用于轻、中度症状的患者。国外学者 Tom 等对 100 例患者分别应用手术治疗和保守治疗行对比研究,并随访 10 年,认为若症状轻微,小于 3 个月时,保守治疗有 50％的患者疗效满意。Bodack 等认为体疗适合于轻、中度腰椎管狭窄的患者,包括肢体舒展及力量增强练习,身心调整练习,姿势及肢体力学知识的培训。其首要目的是恢复腰段脊柱前凸和增加腰椎的屈曲活动度,从而减轻症状和恢复功能。

# 第七节　斜颈

斜颈由于病因不同可分为肌性、骨性、眼源性、反射性、炎性、痉挛性及麻痹性斜颈等。前两型属于先天性,后五型属于继发性。本节主要讨论肌性斜颈和痉挛性斜颈。肌性斜颈多自幼发病,常在出生后 10～14 天发现颈部出现包块,2～3 个月内逐渐增大,以后逐渐缩小,6 个月后消失,少数患者持续到 1 周岁。虽然肿块消失,但由于肿块肌肉的纤维性变,使胸锁乳突肌挛缩,斜颈继续存在或更明显。目前认为肌性斜颈由难产损伤肌肉或胚胎期在宫内位置不良造成,一侧胸锁乳突肌在难产分娩时受损,肌肉变性成为纤维索不能随颈的发育而伸长。痉挛性斜颈是指头和颈部肌肉的一种异常姿势,常伴有头部震颤、徐动或痉挛性不自主运动,致使头部和颈部呈多种倾斜姿势,受累肌肉明显肥厚。本病可伴有其他形式的运动障碍性疾病,如变形性肌张力障碍、慢性舞蹈病和震颤麻痹等。这种头部肌肉不自主的异常运动,尤其会在患者处于公众场合或紧张繁忙时加重,使患者的工作无法正常进行。约有75%的患者有与颈肌痉挛发作相关的特定疼痛,如头痛、颈痛;约1/3的患者有颊部、眼睑、手臂或躯干痉挛;约25%的患者有站立性或运动性手震颤。发病机理尚不清,但有大量的证据表明,纹状体功能障碍是本病的原因,另外遗传和前庭功能异常与本病有关。

　　肌性斜颈属中医学的"筋伤"、"痹证"或"痿证"等范畴,系由小儿颈部经筋受损,气血逆乱,瘀血停滞,筋脉失养所致。痉挛性斜颈属"风证"、"痉证"。中医学认为,本病因受风寒湿邪侵袭,壅阻经脉,气血运行不畅通,颈部阴血亏少,筋肉失于濡养,或因患者素体阴虚阳亢,风气内动所致。

## 一、辨病

### 1.先天性肌性斜颈

　　(1)产后一侧胸锁乳突肌肌部出现血肿,数周后纤维成条索状包块,逐步挛缩,形成斜颈。头偏向患侧,下颌面部转向健侧;被动将头转向健侧时,胸锁乳突肌挛缩更明显。

　　(2)随着年龄增大,颜面发育性不对称,患侧面部短小。

　　(3)根据畸形表现容易确诊,宜进行颈椎 X 线检查,排除骨性畸形。

### 2.痉挛性斜颈

　　(1)此病多见于中青年。发病起始轻微,缓慢发展,逐渐加重至不能控制。有些患者在起病后 2~3 年病情终止发展。多数患者从出现症状到症状严重时间长达 5～6 年。约 10％的患者症状可以自行缓解，还有 20％的患者症状可以有中等程度的自行改善。

（2）颈部肌肉不能控制的异常活动,双侧颈部深浅肌肉都可以累及,但以一侧为重。影响最为明显的肌肉依次为胸锁乳突肌、斜方肌和头夹肌等,受累肌肉的强制性收缩使头部不断转向某一方向。头部向一侧转动者为对侧胸锁乳突肌的收缩,头向后过伸则为双侧颈夹肌及斜方肌同时收缩。

（3）Hassler 将痉挛性斜颈的头部异常姿势分为 4 型,即转向一侧的单纯水平型斜颈;环绕前后轴的旋转型斜颈;接近水平轴的伸展型斜颈,最后导致颈后倾;接近水平轴的屈向型斜颈,最后导致非对称性的颈前倾。前两种最常见。

（4）痉挛动作可因情绪波动、疲劳或感觉刺激而加重。睡眠时症状完全消失,受累肌肉肥厚,发作频繁时肌肉疼痛。

## 二、针灸治疗及选穴原则

**1.治疗原则**

肌性斜颈以舒筋活络为基本治疗原则,痉挛性斜颈以熄风止痉为基本治疗原则。

**2.选穴原则**

在选穴上肌性斜颈以局部穴位为主;痉挛性斜颈主要以整体调节为主,以熄风和舒筋穴位为主。具体选穴原则如下。

（1）局部选穴:肌性斜颈在选穴上根据《内经》"在筋守筋"的原则,选取局部阿是穴、扶突、缺盆等穴位为主,可循经远端配合选手阳明大肠经的合谷等。

（2）循经选穴:痉挛性斜颈在选穴上,根据"肝主筋"、"诸风掉眩皆属于肝"等中医理论,选取肝经太冲、背俞穴肝俞、胆经之风池等;阳明多血多气,可选手阳明之合谷、足阳明之足三里、内庭等;另外,根据筋会阳陵泉可选该穴,筋缩为治疗经筋病的效穴。也可根据脑为元神之府,选督脉之人中、百会进行调神通络。根据辨证属肝风内动者,可选肝俞、外关、太溪等熄风止痉;肝肾不足者,可选肝俞、肾俞、太溪、足三里、关元、悬钟等补益肝肾。

## 三、推荐针灸处方

**推荐处方 1(肌性斜颈)**

【治法】　温经祛风,疏调经筋。

【主穴】　阿是穴。

【配穴】　风池、扶突、天容、大杼。

【操作】　阿是穴首先用艾条温和灸法,沿患侧胸锁乳突肌和斜方肌走行方向,距皮肤 2～3cm,往返熏灸,以局部有温热感和舒适感为度,施灸时间 15～20 分钟。其后在风池、扶突、天容、大杼上行雀啄灸,每穴 3～5 分钟,至皮肤出现红晕为度。最后在阿是穴即在患侧胸锁乳突肌和斜方肌腱上各选一最明显的压痛点,行《内经》中的"合谷刺法",不留针。

**推荐处方 2(痉挛性斜颈)**

【治法】　熄风止痉,通络舒筋。

【穴位】　中渚、三间、列缺、内庭、太冲。

【操作】　中渚、列缺、内庭、太冲四穴均向上斜刺,三间向手心方向透刺,同时灸患侧。诸穴均用泻法。

**推荐处方 3**

【治法】　熄风止痉,通络舒筋。

【主穴】　印堂、人中、百会、扶突、风池、合谷、太冲、阳陵泉、筋缩。

【配穴】　肝风内动,加肝俞、外关、太溪;肝肾不足,加肝俞、肾俞、太溪、足三里。

【操作】　诸穴均用泻法。

## 四、针灸疗效及影响因素

肌性斜颈原因很多,针灸主要针对由于产伤引起的胸锁乳突肌损伤、变形,包括先天性(胸锁乳突肌)斜颈和胸锁乳突肌挛缩。早期治疗是指出生后 6 个月内,最长不超过 1 年即开始治疗,此时适宜进行针灸、拔罐和穴位按摩,可完全治愈。超过 1 年,宜手术松解胸锁乳突肌。

1.病程

肌性斜颈病程越短,针灸疗效越好。先天性斜颈应在出生后数月内即进行针灸治疗,如针灸治疗开始较晚,胸锁乳突肌已经纤维化,则针灸疗效差;通常在 6 个月以内是针灸和其他保守治疗的最佳时机。如果超过 1 岁,或者经过 3～6 个月针灸治疗不见效果者,针灸将难以取得疗效,应该手术治疗。尤其是在晚期,前中斜角肌甚至颈动脉鞘亦发生挛缩时,甚至已发生颈椎骨性畸形,针灸难以取效,此时即便手术,畸形矫正亦不满意,因此,要抓住时机早治疗。

2.疾病类型

肌性斜颈可根据肌肉及纤维组织所呈比例,分为 3 种病理类型:肌肉型以肌肉组织为主,仅含少量纤维变性的肌肉组织或纤维组织;混合型含肌肉组织和纤维组织;纤维型以纤维组织为主,含少量的肌肉或变性的肌肉组织。此分型对临床疗效的判定有一定指导意义。一般情况下,针灸治疗肌肉型疗效较好,纤维型疗效较差。

3.年龄

一般而言,痉挛性斜颈年轻发病,病情较轻者,针灸疗效要优于年龄较大的患者。

4.病情

痉挛性斜颈的针灸疗效与病情轻重密切相关。颈肌痉挛发作症状较轻,其他相关部位发生痉挛部位少、症状轻、无明显其他并发疾病者,针灸疗效较好;如果痉挛发作严重,涉及部位多,伴有其他形式的运动障碍性疾病,如变形性肌张力障碍、慢性舞蹈病和震颤麻痹等,即神经性及特发性者较难治疗,针灸疗效差。总之,针灸治疗肌性斜颈疗效要优于痉挛性斜颈。

5.训练、推拿、理疗等方法的配合

本病最初做积极的物理配合治疗,可明显地提高针灸疗效,如对肌性斜颈每天被动牵拉缩短的肌肉和按摩肌腹、热敷;痉挛性斜颈在发作时对同侧下颌施加可感觉到的轻度压力(感觉的生物反馈技术),有时能暂时缓解痉挛。肌性斜颈在治疗时因患儿年龄不同而异。

(1)1～3个月者,应以针灸、训练和按摩为主。训练对早期患儿非常有效,将患儿放置在向门或可引起其发生兴趣的位置,以便患儿的头部时常偏向健侧,颏部转向患侧,这样可使患侧的胸锁乳突肌时常被拉长。按摩是将患儿颈部向健侧偏向,并将颏部转向患侧肩部,使胸锁乳突肌被拉直,然后按摩肌肉肿块,每日3次,每次10分钟,经过2～3个月的治疗,多数患儿头部的活动范围可恢复正常。

(2)4～6个月者,患侧胸锁乳突肌和周围的组织多已发生纤维性变,胸锁乳突肌缩短,此时的治疗除采取针灸、转头和按摩外,还应该采取比较有力的被动牵引矫正方法。固定患儿身体和肩部,另一人将患儿颈部向健侧偏向,然后将下颏转向患侧,并逐渐将其抬高,同时把头偏向健侧,使健侧耳垂接近肩部,每日至少3～4次,每次10分钟,坚持6个月到1年。病儿睡眠时应取仰卧位,下颏向患侧,枕部向健侧,并用棉垫和洁净的小砂袋固定头部于上述位置。针灸、牵伸拘缩的胸锁乳突肌约半年左右,常可使畸形矫正而不需要手术。同时要进行胸锁乳突肌按摩、热敷。

(3)6个月以后,胸锁乳突肌多已纤维化,针灸、牵引效果不佳。因此,经针灸、被动牵引6个月以上无效,患儿已1岁以上,常需手术治疗。

## 五、针灸治疗的环节和机制

### 1.促进循环

针灸可舒张局部的血管,增加血液循环,有利于局部肿块的早日消散,防止肌纤维挛缩,促进损伤肌肉的修复。

### 2.松弛肌肉

针灸可通过神经-肌肉反射,使痉挛的胸锁乳突肌松弛,有利于循环和肿块的消散。

### 3.对中枢神经功能和颅神经的调节

痉挛性斜颈是由中枢神经系统异常冲动导致颈部肌群的不自主痉挛,前庭系统是颈部肌肉的主要脉冲区,头部位置的空间感知取决于前庭系统和颈部的本体传入,而本体的传入是由颈部肌肉和肌腱的肌梭传入来完成,前庭和颈部本体信号处于不对称状态,使患者有一种异常的颈部空间感。副神经的长期刺激或受压,双侧副神经的活动失衡,也是重要的原因。大量研究证实,针刺可对中枢神经系统的异常冲动产生抑制作用,对中枢神经系统和颅神经功能起到协调作用,从而达到减轻和缓解痉挛的目的。

## 六、预后

先天性肌性斜颈患儿出生后 7～14 天,可发现一侧胸锁乳突肌的中段或下 1/3 部出现一质硬的椭圆形肿块,可逐渐长大。两个月后肿块开始缩小,半年后完全消失,胸锁乳突肌变成无弹性的纤维带。因此,出生后早期发现者非手术治疗即可,治疗越早效果越好,一般预后好。如经过 3～6 个月保守治疗不见效果,到 1 岁以上就应采取手术松解治疗。特别注意的是,如果患儿不但头颈歪斜,而且头也睡偏,面部开始出现相应畸形时,就应果断采取手术,即使患儿不足 1 岁,也应手术矫正。

痉挛性斜颈任何年龄都可发病,但成人最常见于 30～60 岁,女性发病率略高于男性，为 1.4：1，发病可以是突然的，更可能是逐渐的。胸锁乳突肌、斜方肌和其他颈部肌肉间断的或持续的疼痛性痉挛通常仅单侧发生，使头部姿势异常，一侧胸锁乳突肌收缩使头转向对侧，颈弯向同侧。病情多变，从轻度或偶尔发作至难于治疗等不同程度。本病可持续终身，导致限制性运动障碍及姿势畸形。病程通常进展缓慢，1～5 年后呈停滞状态，约 10%～20% 的患者发病后 5 年内可自发痊愈，通常为年轻发病病情较轻者。1/3 患者有其他部位张力障碍的表现，如眼睑、面部、颌或手不自主运动（如痉挛）在睡眠状态时可消失。如发病与外界应激密切相关，预后最好。本病保守治疗半年以上无效时，可采取对支配颈部受累肌群的神经进行显微血管减压的方法治疗。

# 第八节　腰肌劳损

腰肌劳损是指腰部软组织慢性损伤，或急性损伤未及时恢复遗留的慢性损伤所引起的腰腿痛等一系列症状，腰部有劳伤或陈伤史，劳累、晨起、久坐加重，腰部两侧肌肉触之有僵硬感，痛处固定不移。由于病程一般较长，常称慢性腰肌劳损。西医学认为，腰部是人体重量负荷最大的部位，由于解剖学特点及生物力学的特殊性，容易受到外力作用及自然环境的影响，而致腰肌经常受到不同程度的损伤。由于长时间的强迫体位（弯腰、弓背）负重工作，使腰肌持续处于高张力状态，久之则引起腰肌及其附着点处的过度牵拉应力损伤，局部软组织出现血供障碍，充血、缺氧、渗出增加等炎性水肿反应，导致原发性腰肌劳损。或因腰部急性外伤后腰肌受损的组织尚未完全恢复或残留后遗症，或腰椎的先天畸形，如脊柱隐裂、腰椎骶化、骶椎腰化，使局部组织对正常活动和负荷承受力下降，形成慢性劳损，出现恶性循环。另外，气温过低或湿度过大，受潮着凉以及女性更年期内分泌紊乱，身体虚弱等都可成为本病的重要诱因。

中医学称本病为"腰痛"，属于痹证范畴。多因闪挫跌仆，损伤经脉,气滞血瘀;或久坐久立,或劳作过度,损伤筋骨,气血瘀滞,筋脉失养;感受寒湿或湿热内蕴,使腰部经脉阻滞,气血不通;或年老体虚,肝肾不足,筋骨失养等而导致腰痛。

## 一、辨病

### 1.症状

腰部隐痛,劳累加重,活动或变换体位症状减轻,弯腰较久,疼痛加重,多不能久坐久立。

### 2.体征

局部明显压痛,急性发作时有腰肌痉挛。无下肢放射痛等根性定位体征。

### 3.诊断

有外伤史,过劳、姿势不良或寒冷刺激史,病程长,腰部隐痛,疲劳加重,休息转轻,腰部有压痛点,普鲁卡因试验症状可减轻。无根性定位体征。X线摄片可有骨质增生。

## 二、针灸治疗及选穴原则

### 1.治疗原则

本病以舒筋通络、活血化瘀为基本治疗原则。

### 2.选穴原则

在选穴上根据《内经》"在筋守筋"、"宛陈则除之"的法则,主要以局部选穴为主,可配合循经选穴。具体选穴原则如下。

(1)局部选穴:根据"腧穴所在,主治所在"的规律可选择局部的压痛点、腰大肌、腰眼。腰肌劳损患者均可在腰部找到压痛点,肌肉触之有僵硬感,痛处固定不移,因此,选择局部压痛点是非常重要的选穴原则。还可选局部的经穴,如足太阳经肾俞、三焦俞等,也可在腰大肌排刺。

(2)循经选穴:根据"经脉所过,主治所及"的原则,腰肌部主要归属足太阳所主,因此,可远端选取足太阳经委中、昆仑等穴。

# 三、推荐针灸处方

**推荐处方** 1

【治法】　舒筋通络。

【主穴】　阿是穴、委中、昆仑。

【配穴】　三焦俞、肾俞、腰眼。

【操作】　局部阿是穴可采用合谷刺法,贯穿肌腹,一针多向透刺,或刺络拔罐;可用梅花针叩刺,可用灸法或电针。余穴均常规操作。

**推荐处方** 2

【治法】　温通经络,活血化瘀。

【穴位】　肾俞、腰阳关、命门、足三里。

【操作】　用艾炷直接灸法,每穴灸 3～5 壮。

**推荐处方** 3

【治法】　活血通经。

【主穴】　阿是穴、肾俞、大肠俞、委中。

【配穴】　寒湿腰痛者,加腰阳关、风池、三阴交;瘀血腰痛者,加膈俞、血海、次髎;肾虚腰痛者,加命门、志室、太溪。

【操作】　局部阿是穴可采用多向刺法,贯穿肌腹,一针多向透刺,或刺络拔罐;可用梅花针叩刺、灸法、电针。余穴常规操作。

# 四、针灸疗效及影响因素

慢性腰肌劳损病情缠绵,目前没有特效的治疗方法,根治比较困难,易于发作,防重于治。针灸可明显促进局部血液循环,使腰肌损伤修复,达到临床治愈的目的。

1.病程

本病早期主要表现为局部组织充血、水肿、渗出等无菌性炎性反应;后期出现局部增生、纤维性变、瘢痕粘连等组织变性。因此,早期针灸治疗可起到很好的疗效,达到临床治愈;后期针灸可较好的缓解症状,但疗效远不及早期,常容易反复发作。

2.病因

如果腰肌劳损是单纯的腰肌慢性损伤,针灸治疗效果较好。如腰肌劳损患者存在腰椎的先天畸形,如脊柱隐裂、腰椎骶化、骶椎腰化,使局部组织对正常活动和负荷承受力下降,形成慢性劳损,针灸有一定的疗效,但疗效远不及单纯的腰肌劳损效果好。

3.刺灸法

针灸治疗本病要针灸、拔罐、电针等综合应用,刺灸法得当可提高针灸的疗效。如在治疗时要选准压痛点(阿是穴),针刺时应直达肌肉或筋膜在骨骼的附着处(压痛区),此时出现强烈的针感或痛觉过敏,证明部位准确,可温针灸或带电针,注意电针不要横过脊髓,电针以疏密波型交替刺激为好。或者针刺局部阿是穴后,向一个方向持续旋转360°,使肌纤维缠绕针身,做雀啄手法,使局部有强烈的酸胀感。针灸治疗后,可在腰肌进行拔罐,闪罐或走罐,或进行刺络拔罐,或进行皮肤针叩刺等,这些综合的针灸疗法能提高针灸疗效。

# 五、针灸治疗的环节和机制

1.促进循环

针灸可通过舒张局部血管,改善血供,促进局部的血液循环,有利于无菌性炎症的吸收和消散,使局部堆积的乳酸等代谢产物及时清除,改善劳损肌肉的营养和代谢。

2.缓解痉挛

针刺可通过神经-肌肉反射,缓解腰肌的痉挛,协调肌肉的张力,这对于缓解局部疼痛,减轻或解除由于肌肉痉挛而血管受压的状态,改善局部血供都具有重要意义。

3.止痛作用

针灸可通过促进内源性镇痛物质的释放,减弱或拮抗感觉神经末梢对痛觉的传入,提高痛阈,促进局部致痛物质的清除,解除肌肉痉挛等环节而达到止痛作用。

## 六、预后

慢性腰肌劳损病情缠绵，目前没有特效的治疗方法，根治比较困难，易于发作。腰肌劳损以消除病因、预防为主为治疗本病和防止复发的基本原则。患者应注意劳动中的体位和姿势，对劳动强度大者的作业环境要注意，避免汗后着凉和受潮湿。慢性劳损尤其是体质瘦弱、肌肉不发达者，应通过体疗增强腰部骶棘肌、腰大肌的肌张力，用腰围或宽腰带保护腰部，这些都对提高和保持针灸疗效具有重要意义。

# 第九节　脊髓损伤

脊髓损伤是由于外伤、疾病和先天性因素，导致神经损伤平面以下的感觉和运动功能部分或全部障碍，并伴有膀胱、直肠功能障碍，使患者丧失部分或全部工作能力、生活能力和生活自理能力，是康复治疗的主要对象之一。

中医按症状表现，把脊髓损伤归属为"痿证"、"癃闭"范围。中医学认为，本病主要损伤肾、督、带三脉，伤必致瘀，经脉瘀阻，气血运行不畅，筋骨失于濡养，则肢体瘫痪不仁。气血不畅，则膀胱气化无权，小便或癃闭，或为小便自溢。

## 一、辨病与辨证

### 1.辨病

(1)症状：主要为肌肉运动控制障碍和行动困难、大小便控制障碍、感觉障碍。部分患者有异常疼痛和幻觉痛。高位脊髓损伤患者可伴呼吸困难，有骨折、脱位、压疮等并发症的患者，可出现相应的症状。

(2)体征：主要表现为肌力减弱或消失、肌肉张力异常(低张力、高张力、痉挛)、腱反射异常(无反射、弱反射、反射亢进)、病理反射(Hoffman 征和 Babinski 征)、皮肤感觉异常(无感觉、感觉减退、感觉过敏)、皮肤破损或压疮等,高位脊髓损伤可出现呼吸运动障碍和自主神经反射现象。

2.辨证

(1)经脉瘀阻:损伤肢体肌肉松弛或痉挛,痿废不用,麻木不仁,二便不通。舌苔黄腻,脉弦细涩。

(2)肝肾亏虚:损伤肢体肌肉萎缩,拘挛僵硬,麻木不仁,头晕耳鸣,腰膝酸软,二便失禁。舌红,少苔,脉象弦细。

## 二、针灸治疗及选穴原则

1.治疗原则

本病以疏通督脉、通利二便为基本治疗原则。

2.选穴原则

在选穴上可根据肾主骨生髓,督脉总督一身之阳,以及损伤部位的具体情况进行选穴。选穴的基本原则如下。

(1)局部选穴:通常在损伤平面的上、下椎体各选穴位,并结合局部的夹脊穴、督脉穴和膀胱经穴。

(2)辨经选穴:根据损伤部位循行所过选取相应经脉的穴位,因脊髓损伤与督脉和膀胱经密切相关,故首选督脉、膀胱经或夹脊穴。

(3)随症选穴:根据瘫痪四肢的神经和肌肉的受损表现选穴,如腋神经,加极泉等;桡神经,加曲池、手三里等;正中神经,加曲泽、臂中、内关等;坐骨神经,加环跳等;腓总神经,加委阳等;外侧肌群瘫痪,取阳经穴位;内侧肌群瘫痪,取阴经穴位。小便失司,选用次髎、秩边、水道、中极等穴;大便失司,选用长强、天枢、归来等穴。

## 三、推荐针灸处方

**推荐处方 1**

【治法】　疏通督脉,调和气血。

【主穴】　损伤脊柱上、下 1～2 个棘突的督脉穴及其夹脊穴、环跳、阳陵泉、悬钟、足三里、委中、三阴交。

【配穴】 经脉瘀阻，加合谷、太冲、膈俞；肝肾亏虚，加肝俞、肾俞、关元；上肢瘫痪，加肩髃、曲池、手三里、合谷、外关；下肢瘫痪，加秩边、风市、丰隆、太冲；大便失禁，加长强、大肠俞；小便失禁，加中极、关元、肾俞、膀胱俞；小便不通，加气海、阴陵泉、关元。

【操作】 督脉穴用2寸毫针，向上斜刺1.5寸左右，用平补平泻手法，如进针有阻力突然消失的感觉或出现触电样感向二阴及下肢放射，当终止进针，以免造成脊髓的新损伤；夹脊穴可刺向椎间孔，使针感向脊柱两侧或相应肢体放射，或相应部位的体腔出现紧束感；环跳、阳陵泉、委中用泻法；悬钟、足三里、三阴交用平补平泻；关元、中极再排小便后针刺，使针感向外生殖器放射，若尿潴留则应注意针刺深度。

**推荐处方2**

【治法】 通调督脉，温补肾阳。

【穴位】 在损伤平面上、下各取一督脉穴位。

【操作】 沿棘突方向将针刺入达硬膜外，接直流脉冲电针仪，频率为1～5Hz，刺激强度以损伤平面以上感觉到电刺激为度，不宜过强。

## 四、针灸疗效及影响因素

脊髓损伤根据程度的不同可分为4种类型：①脊髓震荡又称脊髓休克，是脊髓受到强烈震荡后出现的暂时性功能抑制，发生传导障碍，立即出现迟缓性瘫痪，损伤平面以下的感觉、运动、反射及括约肌功能丧失，可为不完全性，即使表现为完全性也常可在数小时至数日后大部分恢复，最后完全恢复。②脊髓损伤包括脊髓受压和实质性破坏。③脊髓和神经根损伤。④马尾损伤。脊髓震荡是最轻的一型，可独立采用针灸完全治愈，属于针灸的Ⅰ级病谱。②③④种情况应立即进行手术或手法复位，针灸可作为主要治疗手段，但必须配合功能训练。在西医院校统编教材《外科学》中说："电针和推拿、按摩能促进神经恢复功能，又能使瘫肢肌肉被动收缩，促进血液和淋巴循环，对避免肌肉萎缩、肢体水肿和关节僵硬、畸形有所帮助。在受伤后即可进行此种治疗。每日电针2次，每次15～30分钟"。说明针灸治疗脊髓损伤很早就已被西医列为治疗本病的重要方法。

1.病情

不同程度的脊髓损伤会对疗效有影响。病情较轻，为不完全性脊髓损伤者，针灸疗效好，恢复较快，后遗症较少；完全性脊髓损伤截瘫患者，针灸治疗可缓解症状，疗程长，疗效较差，可恢复其部分功能，往往留有严重后遗症。坚持治疗并结合功能锻炼，可延缓其肌肉萎缩，起到巩固疗效的作用。

2.刺灸法

本病多属虚证，针刺手法宜轻，多用补法，慎用泻法。电针治疗本病刺激量要适度，以患者耐受的同时，宜选择低频小幅度刺激，以免耗伤患者正气。

3.患者的机体状态

素体强壮，有较强毅力和恢复欲望，在针灸治疗同时并能坚持功能锻炼者，疗效较好；反之，素体虚弱，缺乏毅力和信心者，往往不能坚持治疗，且功能锻炼积极性较差，疗效较差。

4.治疗时机

针刺能明显减轻和延缓早期病理损害，减少不可逆性变化的发生，促进受损脊髓神经的修复。故而针灸治疗介入时间越早越有利于病情恢复，显效较快，并能减少并发症，减轻后遗症；病程较长，介入治疗时机较晚者，往往不能速效，且疗程也要延长。

## 五、针灸治疗的环节和机制

脊髓损伤是伤科常见的严重疾患，脊髓损伤后血管和神经生化机制是脊髓继发性损伤的两大机制，两者同时存在，相互影响，最终造成脊髓的微循环紊乱，以及脊髓神经组织的液化坏死。根据以上发生机理，临床治疗本病多采用电针治疗，其环节和机制可概括为以下四点。

1.神经细胞保护作用

研究表明,急性脊髓损伤早期采用电针治疗,可通过下调半胱氨酸以及半胱氨酸、天冬氨酸蛋白酶表达,对脊髓损伤早期的细胞凋亡抑制、神经细胞保护起到重要作用。

2.促进受损神经组织再生

电针能够在脊髓内产生较强的电场,通过产生拮抗内生性损伤电流而阻止 $Ca^{2+}$ 内流,稳定膜结构,增加线粒体酶活性,阻断脊髓继发性病变,保护脊髓神经轴突的退变,从而促进神经轴突再生。也有研究表明,电针可能通过促进受损伤脊髓组织细胞的代谢过程,引起细胞膜的腺苷酸环化酶活性升高,使 ATP 生成 cAMP 增加,在增强细胞代谢的同时,启动神经营养因子和细胞生长因子等蛋白质的合成和分泌过程,从而促进脊髓内移植的神经干细胞存活和分化,以及促进受损伤神经元的存活及其轴突再生,重建神经通路,恢复脊髓功能。

3.改善脊髓微循环

通过电针刺激督脉或夹脊穴,可调节脊髓自主神经,改善局部组织血循环和营养代谢状况,促进脑脊液的流动,减轻脊髓损伤部位粘连水肿和血肿的压迫,刺激病灶上下的脊髓节段通过掩盖效应、中枢干扰效应镇痛,释放脑啡肽,减少疤痕达到镇痛的作用。

4.调节膀胱机能

脊髓损伤后常常伴有小便功能异常,从尿动力学分类看,病因为逼尿肌无反射、尿道外括约肌痉挛、逼尿肌反射性亢进或并发内外括约肌协同失调痉挛等。在保留导尿排空膀胱的前提下,针灸可有效地改善膀胱逼尿肌功能,缓解尿道外括约肌痉挛,使内外括约肌功能协同,从而逐步达到自主排尿。

# 六、预后

脊髓损伤平面与功能预后密切相关。一般情况下,损伤平面越高,其功能恢复就越差,其生活依赖性也越强,脊髓受损一旦生命体征稳定后,就可以开始恢复期的针灸和康复治疗,如患者无自理能力时,则护士要保证每2小时为患者翻身一次,并做好全身的清洁工作,大小便及会阴护理要注意避免局部潮湿,避免泌尿感染,并防止压疮。加强全身关节的被动和主动运动,进行相应的康复训练,并鼓励患者建立信心,积极进行主动康复运动。

# 第十节　急性腰扭伤

急性腰扭伤为腰部的肌肉、韧带、筋膜、关节囊等软组织在活动时因用力不当、姿势不正或突然扭转伸腰,而导致的撕裂、损伤(少量出血、水肿和渗出)以及保护性腰背肌痉挛,可伴椎间小关节的错位及其关节囊嵌顿致使腰部疼痛并活动受限,多发生在腰骶部或骶髂部。若治疗不当或拖延治疗,易造成慢性腰痛。该病多发生在中年,以女性多见,约为男性的3倍。

本病中医学称"闪腰"、"腰部伤筋",认为"腰者,一身之要,仰俯转侧无不由之。"剧烈运动或负重、持重时姿势不当,或不慎跌仆、牵拉和过度扭转等原因,引起腰部的筋肉络脉受损,气血瘀滞,经气受阻,经络不通,筋脉拘挛,不痛则通,而成本病。

## 一、辨病与辨经

1.辨病

腰部发生扭伤后,立即出现持续性剧痛难忍,呈撕裂痛、刀割样痛、锐痛,丝毫不敢活动,咳嗽、喷嚏疼痛骤然增重;疼痛范围主要在腰背部,也可向臀、腿和(或)腹股沟放散。患者处于避免剧痛的特殊体位,惧怕改变其体位,轻微活动使疼痛加剧,表情非常痛苦,需用上肢协助活动,腰部活动明显受限。检查可见损伤部位的肌肉等软组织有明显压痛,出现肌肉痉挛或僵硬即肌紧张,局部也可肿胀、瘀斑。根据腰部受损软组织的部位及压痛点不同分为急性腰肌扭伤、急性韧带扭伤和急性腰关节扭伤等。

(1)急性腰肌扭伤:腰部撕裂感,剧烈疼痛,腰僵直,疼痛拒按,甚则强迫体位或不能坐立、行走,咳嗽或打喷嚏加重。查体显示常在 $L_{3\sim4}$ 横突、腰骶关节、髂后上棘等处有明显压痛点。X 线无明显异常。棘突旁或肌肉压痛表明筋膜损伤。

(2)急性腰韧带扭伤:常有负重前屈或扭转的外伤史,屈伸和旋转脊柱时腰痛加重。查体示腰肌紧张,棘突或棘间压痛;屈膝屈髋试验阳性。

(3)急性腰关节扭伤:外伤后腰部剧痛,强迫体位。查体示腰肌僵板,无神经根刺激症状,棘突两侧深在压痛。椎间关节损伤,重复向扭伤方向活动时可使疼痛加重;腰骶关节扭伤,局部显著的深部叩击痛,腰骶关节试验阳性。X 线示后关节排列方向不对称,有腰椎后突和侧弯,椎间隙左右宽窄不一。

2.辨经

疼痛部位或压痛点以腰骶椎旁侧(棘突旁)及腰肌或骶髂关节部位为著,为足太阳经证;疼痛部位或压痛点以腰骶椎正中线(棘间或棘突上)为著,为督脉经证。

## 二、针灸治疗及选穴原则

1.治疗原则

本病以通经活络、活血止痛为基本治疗原则。

2.选穴原则

在选穴上可根据疼痛部位经脉循行进行局部、远端配合应用,可在局部选用阿是穴,也可根据筋会阳陵泉、肝主筋等理论选穴。选穴的基本原则如下。

(1)局部选穴:根据"在筋治筋"的原则在病变局部选穴,如阿是穴,足太阳经肾俞、大肠俞,督脉的腰阳关等,疏调局部气血以活血止痛。

(2)辨经远端选穴:腰部乃足太阳膀胱经及督脉所过之处,故根据疼痛部位所属经脉取太阳经的攒竹、天柱、委中、承山,督脉的人中、龈交等穴疏调膀胱经和督脉气血。另外,可经验选穴,如养老、手三里、手背腰痛点等,针刺时配合缓慢运动腰部,以疏调经气,移神止痛。可根据筋会阳陵泉选该穴,疏调经筋。

3.耳针

耳针可选腰椎、骶椎、敏感点、肾、皮质下、神门等。取患侧耳穴,一般先选敏感点,强刺激,留针 20 分钟,每隔 5 分钟行针 1 次,留针期间嘱患者活动腰部。

# 三、推荐针灸处方

**推荐处方 1**

【治法】　通经活络,活血止痛。

【穴位】　肾俞、腰阳关、腰眼、委中。

【操作】　可先取委中,行提插泻法,同时让患者缓慢活动腰部。余穴常规操作。

**推荐处方 2**

【治法】　疏调太阳,移神止痛。

【穴位】　养老、后溪。

【操作】　养老用毫针向上斜刺,捻转进针 0.5 寸;后溪直刺 0.5 寸,行较强的捻转泻法 1～3 分钟,行针期间令患者缓慢活动腰部。

**推荐处方 3**

【治法】　通调督脉,疏通足太阳膀胱经经气。

【主穴】　肾俞、腰阳关、大肠俞、手背腰痛穴。

【配穴】　扭伤后疼痛较剧,加水沟,用泻法;委中部络脉瘀胀者,加委中,三棱针放血。

【操作】　对扭伤不能转侧者,先选手背腰痛穴,进针后施以中、强刺激,留针 30 分钟,每隔 5 分钟行针 1 次。留针期间,嘱患者起身走动并缓慢活动腰部。扭伤后疼痛较重者可刺水沟,予以强刺激。肾俞、大肠俞进针 1.5 寸；腰阳关自脊椎间进针，令局部产生强烈胀感，注意勿刺及脊髓。委中络脉瘀胀者，可用三棱针点刺放血，每日 1 次。

**推荐处方 4**

【治法】　通调气机，通络止痛。

【穴位】　内关、外关。

【操作】　患者取坐位或伸卧位，掌心向上，双手半握拳状。取双侧内关穴与外关穴，由内关向外关进针至针尖微出外关为度。左、右各 1 针，行提插捻转泻法，强刺激使针感向胸胁部传导。当患者腰痛减轻时，嘱其逐步活动腰部并做起蹲动作，留针 20～30 分钟，每 5～10 分钟行针 1 次。

## 四、针灸疗效及影响因素

急性腰扭伤患者应用针灸独立治疗，大部分可获得痊愈，但需要指出的是，急性腰扭伤不包括腰部肌肉、肌腱的完全断裂，腰背肌膜破裂产生的肌疝，此种情况应手术修补。另外，椎间小关节滑膜嵌顿也应以旋转推拿法为主，这些情况下针灸作为辅助治疗手段。针灸治疗急性腰扭伤的临床文献报道较多，都肯定了其疗效。

1.扭伤的程度

急性腰扭伤如果只是部分软组织损伤，针灸疗效好；如果出现韧带完全撕脱或骨折，应由骨科进行石膏固定。

2.刺灸法

因急性腰扭伤后脉络受损，气血不畅，局部取穴难达调气行血之目的，且因伤处疼痛，肌肉痉挛，再刺激局部，往往增加患者的痛苦。故本病针灸治疗应先远道选穴，边运针边令患者缓慢活动腰部，以通调经脉，行气止痛，又可转移注意力，而达到移神止痛的目的。

3.治疗时机

一般情况下，24 小时之内就诊者疗效较好，而在 48 小时之后就诊者，其瞬时疗效则不如 24 小时之内者，往往需要持续治疗。其原因可能是早期人体痛阈处于敏感期,针刺可进一步增强由损伤刺激激发的内源性阿片肽能系统的作用,从而起到良好的止痛作用。远道选穴运动疗法和局部刺络放血配合治疗,既可缓解局部肌肉的痉挛,又可促进局部炎性物质及代谢产物的消散吸收,因此可取得较好的治疗作用。后期随着炎性物质及代谢产物不断聚集,则会影响疗效。因此,急性腰扭伤患者针灸治疗应该及时进行。

## 五、针灸治疗的环节和机制

### 1.中枢镇痛

针刺可激活脊髓上位中枢,发放下行冲动,中枢神经在各级水平(包括脊髓、大脑皮质、丘脑、尾状核和脑干网状结构等)发生某种整合作用,使痛觉冲动受到抑制,从而产生疼痛的持续缓解。

### 2.体液镇痛

针刺可使血液中促肾上腺皮质激素和糖皮质激素增加,这两种激素都具有抗痛的功能,并且可使脑内镇痛物质代谢发生改变,内啡肽释放增加,消耗相对减少,从而使内啡肽含量增加,疼痛减轻。

### 3.解痉作用

腰部急性扭伤引起的疼痛性痉挛,主要是由于肌肉痉挛所致。当针刺时,针感即可通过脊髓闸门的作用解除或降低疼痛部位的痉挛,从而缓解躯体的疼痛。

### 4.改善局部微循环

针刺有利于炎症引起的致痛物质及代谢产物的消除,并可以加强交感神经调节作用,使血管舒缩运动增强,从而改善局部微循环。

## 六、预后

急性腰扭伤一般经过及时治疗,大部分可获得痊愈,预后良好。针灸治疗急性腰扭伤,其疗效亦被肯定,只要治疗及时,可达到痊愈。临床报道治疗本病也可应用复位手法、指针疗法和热敷熏蒸等方法配合治疗,都能获得良好疗效。治疗期间,患者应卧硬板床,痛减后可适当活动,锻炼腰背肌,以促进血循环,加速炎症物质的吸收,促进康复。

# 第十一节　踝关节扭伤

踝关节扭伤是在不平的路面走、跑、跳等运动情况下,使踝关节部位软组织(主要为韧带)受到强大的张力所致的急性损伤。在人体诸关节的扭伤中,踝关节扭伤的发病率较高,踝部骨与骨之间有韧带相连,其中最重要的有内、外侧韧带和前后韧带。踝关节是人体承受负荷最大的关节,在受到极度跖屈、背伸及内外翻应力和旋转应力的作用下容易造成损伤。由于解剖学上的特点,患部外侧韧带损伤最常见。

本病属中医学"伤筋"范畴,认为常因扭伤致踝关节部筋肉损伤,导致气滞血瘀,经络气血闭阻不通,筋脉牵急而发病,出现局部肿胀、疼痛、活动受限等临床表现。

## 一、辨病与辨经

1.辨病

(1)外伤史:多数急性损伤病例有明确外伤史。

(2)症状:外侧韧带损伤时外踝关节肿胀、疼痛。内侧韧带损伤时出现内踝下区疼痛、肿胀,内踝后方也可以有肿胀和瘀血。下胫腓韧带损伤可表现为踝关节前方肿胀。

(3)体征:外侧韧带损伤时,外踝部皮下片状瘀斑、压痛;关节活动受限;合并撕脱骨折或关节脱位时,踝部不能跖屈与内翻,足被动内翻使疼痛加重。内侧韧带损伤时,出现内踝下区皮下瘀血、压痛,足被动外翻时疼痛加重。

(4)影像学检查:内翻应力下摄踝部正位 X 线片,测量距骨倾斜角(胫骨下关节面和距骨顶平行线之间的夹角),若显示此角大于健侧 1倍,表示腓距前韧带断裂;大于 2～3 倍,则表示腓距前韧带和腓跟韧带断裂；大于5倍，表示外踝韧带完全断裂，也可显示有无撕脱性骨折。

2.辨经

（1）足少阳经筋及阳跷脉证：足外踝周围肿胀疼痛或压痛明显（踝关节外侧副韧带损伤），足内翻疼痛加剧。

（2）足太阴经筋及阴跷脉证：足内踝周围肿胀疼痛或压痛明显（踝关节内侧副韧带损伤），足外翻疼痛加剧。

## 二、针灸治疗及选穴原则

1.治疗原则

一般以舒筋缓急、通经活络为基本治疗原则。因踝关节为全身负重关节，并以屈伸运动为主，故除针灸治疗外，还应配合绷带固定，以避免或减轻对患处的不良刺激。这样不仅可较快恢复其负重功能的稳定性，亦可恢复其运动功能的协调性。

2.选穴原则

在选穴上以局部穴位为主，适当配合远端穴位。具体选穴原则如下。

（1）局部选穴：在踝关节局部选取解溪、昆仑、申脉、照海、丘墟、阿是穴等。根据扭伤部位，如内踝扭伤则选用足少阴经等穴位，外踝扭伤则选用足太阳经等穴位进行治疗。

（2）远端选穴：根据踝部扭伤的部位，来选取上肢对应的同名经穴位，如内侧肿痛则多选用手少阴经的神门、灵道等经穴，外侧肿痛则多选用手太阳经的前谷、后溪、腕骨、阳谷经穴。根据全息理论，选针刺第2掌骨桡侧敏感点，配合活动患肢。

3.耳针

耳针可选踝点、神门等穴，针刺或王不留行压籽，边刺激边活动患肢，促其局部气血宣散而消肿止痛。

## 三、推荐针灸处方

**推荐处方1**

【治法】　通经活络，消肿止痛。

【穴位】　解溪、昆仑、申脉、照海、丘墟。

【操作】　均用泻法，常规操作。急性期配合局部冷敷；恢复期可用灸法、电针法、点刺出血法等，配合局部热敷。

**推荐处方2**

【治法】　调气活血，移神止痛。

【穴位】　第2掌骨桡侧足穴。

【操作】　医者与患者对坐，用一手托着患者伤踝同侧手。患者手如握鸡蛋状，肌肉放松，虎口朝上，食指尖与拇指尖稍分开。医者用另一手拇指尖或拿一支火柴棒在患者第2掌骨基底部桡侧缘前面凹陷处按压，寻找敏感的穴点（即足穴），用捻转泻法强刺激，使之产生较强的胀、重、酸、麻感。受伤（24～48小时）后的患者，在留针期间，适当地活动伤肢。先是缓慢地屈伸踝关节，随着疼痛减轻，逐渐采用缓慢的半蹲起到深蹲起活动，继而缓慢地行走，可反复进行。从伤后第3天起，采用针刺疗法后用热水袋或热毛巾敷伤部。本方主要用于踝关节急性扭伤后即刻治疗以缓解疼痛。

**推荐处方3**

【治法】　疏调经气，活血化瘀。

【穴位】　阿是穴、申脉、照海、后溪。

【操作】　患者取坐位或卧位，取申脉、照海，得气后以提插平补平泻。阿是穴用提插泻法，根据损伤部位面积大小，在阿是穴的上、下、左、右各浅刺1针。以上各穴留针15～20分钟。出针后，取后溪穴进针，然后快速提插捻转数次用泻法，同时以另一手拇指点按申脉，嘱患者主动活动踝关节数次后即可出针。

**推荐处方** 4

【治法】 疏调气血,通经止痛。

【穴位】 阿是穴、昆仑、申脉、足三里、绝骨。

【操作】 上述穴位均用泻法,穴位直刺得气后(出现酸、麻、胀感觉)留针 15 分钟。针刺后患足使用胶布条 8 字绷带于外翻位固定制动。

# 四、针灸疗效及影响因素

踝关节扭伤属轻度者,仅有韧带的部分损伤,急性期先用冷敷,减少血肿,然后应用针刺治疗,一般可迅速消肿、止痛,10 天后基本痊愈。但是韧带损伤较重者,尤其是韧带完全断裂或关节半脱位者,需要手术、手法复位和石膏固定,非针灸所能解决。

1.损伤程度和类型

若韧带部分撕裂,损伤程度较轻,针灸疗效好;如果韧带完全撕脱或出现踝尖部撕脱骨折,应由骨科进行石膏固定 4～6 周,此时非针灸所能治疗。当石膏拆除后,针灸可促进软组织损伤的修复,结合练习活动,效果更好。相对而言,针灸对急性踝关节扭伤针刺治疗时间短、次数少、疗效好;对陈旧性踝关节扭伤疗效不及前者,同时针灸治疗时间需延长,治疗时需配以痛点刺络放血,以宣散局部瘀血,活血止痛。如果陈旧性韧带断裂或再发性踝关节脱位,可导致踝部韧带松弛,关节不稳定,反复引起踝关节扭伤,严重影响行走功能者,针灸疗效差,可考虑用腓骨短肌腱做韧带重建术。

2.刺灸法

针刺治疗本病,无论远端取穴还是局部选穴,要求在患者耐受情况下,针刺刺激强度要大,同时配合运动疗法,加速局部气血的宣散,促进瘀血的吸收。但治疗后应固定患肢,适当限制扭伤局部的运动。

3.治疗时机

应在扭伤 24 小时内进行针刺治疗最好,24 小时后局部气血瘀滞,则瞬时疗效较差,需延长治疗时间才可获得较好疗效。

## 五、针灸治疗的环节和机制

### 1.局部治疗

针刺远端与局部穴位相结合,同时配合运动疗法,既可使局部痛阈提高,又可调节局部肌肉的收缩和舒张功能,使肌肉间不协调的力学平衡关系得到改善或恢复,组织间压力得到改善,促进损伤组织周围的血液循环。

### 2.整体治疗

针刺可调动中枢和体液镇痛机制,即可使脑内镇痛物质代谢发生改变,内啡肽释放增加,消耗相对减少,从而使内啡肽含量增加,提高痛阈;针刺还可使痛觉冲动受到抑制,血液中促肾上腺皮质激素和糖皮质激素增加,从而增加抗痛的功能,使疼痛减轻。

## 六、预后

针灸治疗踝关节扭伤效果良好,受伤后应适当限制扭伤局部的活动,避免加重损伤。扭伤早期,一般24小时内应配合冷敷止血,24小时后可予以热敷,以助消散。病程较长者要注意局部护理,注意保暖,运动要适度,避免再度扭伤。

# 第十二节　膝关节骨性关节炎

膝关节骨性关节炎是一种常见的慢性关节疾病,主要病变特点为膝关节软骨的退行性变化和继发性骨质增生,多见于中老年人,女性多于男性。好发部位为负荷较大的关节,如膝关节、髋关节、脊柱关节、手指关节及远侧指间关节,以膝关节、髋关节骨性关节炎最为常见。西医学认为,本病发病原因不明,一般认为可能是多种致病因素包括机械性和生物性因素的相互作用所致,其中主要与年龄增大最为相关,另外也可与外伤、姿势不正、肥胖、炎症等因素相关,遗传因素对本病也有一定影响。临床可分为原发性和继发性,前者指发病原因不明,多见于50岁以上的人群;后者是指因外伤、感染、先天畸形以及代谢内分泌异常、遗传缺陷等所导致者。骨关节炎主要病理改变为软骨退行性变和消失,以及关节边缘韧带附着处和软骨下骨质反应性增生形成骨赘,并由此引起的关节疼痛、僵直畸形和功能障碍。

中医将本病称为"骨痹",认为肾为先天之本而主骨,骨的病变就属于肾。故骨关节炎的发病可因年老体衰、肾素体虚弱、肝肾亏虚、气血凝滞复感风寒湿热之邪而经络气血阻滞,迁延日久,邪实正虚日益加重而形成骨痹。

## 一、辨病

本病的主要症状为关节疼痛,初期为轻微钝痛,以后逐渐加剧,活动多时疼痛加重,休息后症状好转。部分患者在静止或晨起时感到关节疼痛,稍微活动后减轻,称之为"休息痛",但活动过量后,因关节面摩擦又可产生疼痛,疼痛可因天气变化、潮湿受凉等因素诱发。患者常感关节活动不灵活,上下楼困难,晨起或固定某个体位较长时间时关节僵硬,稍活动后减轻,关节活动时有各种不同的响声即骨摩擦音,有时可出现关节交锁。晚期多伴有明显滑膜炎症,表现为疼痛加重,关节肿胀、积液,活动明显受限。关节肿胀、积液时,膝关节可出现浮髌试验阳性;髋关节内旋角度增大时疼痛加重。X线片示骨赘形成,关节表面不平整,关节间隙狭窄。

## 二、针灸治疗及选穴原则

### 1.治疗原则

本病以舒筋活络、通经止痛为基本治疗原则。针灸治疗的基本目的是缓解疼痛,改善功能,延缓疾病的进程及保护关节。

### 2.选穴原则

在选穴上根据《内经》"在骨守骨,在筋守筋"的原则,以局部选穴为主,配合循经选取。具体选穴原则如下。

(1)局部选穴:根据"腧穴所在,主治所在"的规律在局部选穴,膝关节骨性关节炎局部选取鹤顶、犊鼻、膝眼等,膝关节内下方疼痛最常见,这可能与神经分布密集和某些神经肽有关,因此,内膝眼、阴陵泉常为局部主要选取的穴位。在治疗本病时寻找相应的反应点非常重要,由于膝关节范围较大,局部的肿痛反应可表现在膝部四周,如可在髌骨上方左右两侧,也可在内外侧副韧带附近,或膝后腘窝处。一般而言,膝关节常有两个最重要的能反映其内部变化的门户,即内、外膝眼,是最常出现肿胀的地方,因此,内、外膝眼是局部选穴必不可少的。

(2)循经选穴:根据"经脉所过,主治所及"的规律循经选穴,膝关节骨性关节炎以膝关节局部症状为主,常选胃经、脾经、胆经穴,如足三里、梁丘、阳陵泉、膝阳关、血海等。

# 三、推荐针灸处方

**推荐处方1**

【治法】　活血化瘀,通络止痛。

【穴位】　①膝骨关节炎:阿是穴、犊鼻、内膝眼、血海、梁丘、阳陵泉。

②髋骨关节炎:阿是穴、环跳、秩边、阴廉。

【操作】　阿是穴在局部压痛点,局部穴位可加电针、灸法(隔姜灸)、温针灸。余穴常规操作。

**推荐处方2**

【治法】　活血通络,化瘀除痹。

【穴位】　犊鼻、内膝眼、阳陵泉、阴陵泉、足三里、合阳、梁丘、血海、鹤顶。

【操作】　患者仰卧屈膝,自犊鼻进针向内膝眼方向透刺,进针40～50mm,膝关节局部有酸胀感;自阳陵泉直刺进针,向阴陵泉方向透刺,进针75～100mm,局部有酸胀感或有麻电感向足部放射;由足三里进针向合阳方向透刺 75～100mm，局部有酸胀感或有麻电感向足部放射；由梁丘向鹤顶方向透刺 40～50mm，再由血海向鹤顶方向透刺 40～50mm，均以不刺透对侧皮肤为度，有较强的酸胀、麻电放射感为佳，得气后留电针 30 分钟。再将患肢伸直，选用大块新鲜生姜，切成厚约 5mm，直径约 5～6cm，上戳小孔，放置在犊鼻、内膝眼上，姜片上放置大艾炷，每次灸 3～5 壮，灸至局部皮肤潮红。

**推荐处方 3**

【治法】　活血化瘀，益肾壮骨。

【穴位】　血海、内膝眼、犊鼻、足三里、三阴交、肾俞、大肠俞、脾俞。

【操作】　患者先仰卧位，局部取患侧血海、内膝眼、犊鼻、足三里、三阴交，行温针灸；治疗结束后俯卧位取肾俞、大肠俞、脾俞，温针灸，每穴 2 壮为宜。局部可用电针。

**推荐处方 4**

【治法】　活血化瘀，通痹止痛。

【穴位】　阿是穴（选局部怒张细小的静脉或腘静脉）。

【操作】　患者直立位，观察膝关节周围包括腘窝部浅表静脉的颜色、形态、充盈度及是否有压痛等情况。用 5 号注射针头快速点刺怒张细小的静脉或腘静脉，令其出血，待血液自然流尽或血液由紫黑转为鲜红即可，出血量控制在 10mL 以内。若出血量不够，还可加拔火罐 5～10 分钟。注意在点刺时以刺破血管壁为宜，尽量不要穿透血管以免血液瘀滞于皮下。每周治疗 1 次，共治疗 4 周。

## 四、针灸疗效及影响因素

膝关节骨性关节炎是一种退行性病变，目前西医尚缺乏非常有效的治疗方法，主要药物也仅能短期缓解疼痛。其治疗目标为减轻或消除疼痛，矫正畸形，改善或恢复关节功能，改善生活质量。针灸治疗骨性关节炎，并不能使增生的骨质消除，其作用主要是止痛，改善症状，恢复功能，延缓病情的发展。针灸无法修复严重破坏了的关节软骨面及清除晚期出现的关节畸形,但在病程的早期治疗可避免或减少畸形,减少病情进展的风险性及有利于受损关节的修复。针灸治疗膝关节骨性关节炎的效能与其病程密切相关,对于膝关节骨性关节炎的早期治疗优于膝关节骨性关节炎晚期治疗的效果。

1.病程

针灸治疗的目的在于缓解症状,改善关节功能,避免或减少畸形,减少病情进展的风险性及有利于受损关节的修复。本病的整个过程不仅影响到关节软骨,还涉及整个关节,包括软骨下骨、韧带、关节、滑膜及关节周围肌肉,最终导致关节疼痛和功能丧失。不同的病变阶段关节会有损伤轻重之别,病变早期表现主要可见退行性变,关节出现疼痛、肿胀、关节内渗液等,此时针灸疗效较好,可缓解症状。中期可出现关节的形态变化,如膝关节退变性膝内翻或膝外翻,此时,针灸可在一定程度上缓解症状,但疗效远不及早期。晚期全关节间隙消失,伴屈曲畸形,关节内出现游离体等,针灸很难再取得满意疗效。总之,针灸对增生不严重、无关节内游离体及关节畸形的早期患者来说,针灸是一种行之有效的方法。针灸治疗应着眼于早诊断、早治疗及长疗程。应在患者出现症状,而关节软骨尚未发生明显病变,关节间隙尚未变窄及骨赘尚未达到显而易见的程度,即开始预防和综合性治疗。

2.患者的配合

当骨性关节炎急性发作时,患者应充分休息,对病患关节制动或尽量减少关节负重;当关节炎基本消除后,应进行肌肉锻炼,增加肌力及其稳定性。这些都对提高针灸的近期疗效和远期疗效具有重要意义。

## 五、针灸治疗的环节和机制

骨性关节炎的发生机理复杂,但总的来说是合成代谢与分解代谢失调性活动性动力病,是全身性易感因素与局部机械性因素相互作用的结果。目前无法根治,治疗主要针对关节退行性变所引起的继发效应。关节退行性变的情况在 x 线上的表现与疼痛并不一致,个体差异较大,这更加说明了退行性变的继发效应是其临床症状、体征的主要问题。因此,针灸治疗本病的环节和机理包括以下四方面。

### 1.改善微循环

针灸可促进关节局部的微循环,使局部血液循环增加,促进关节囊及滑膜炎症的吸收、消散,松解关节粘连,改善骨内微循环,降低骨内压,提高氧分压,加快关节软骨的新陈代谢。因骨性关节炎常伴有滑膜炎症,可使关节内压力升高,阻碍滑膜静脉的血液循环,造成氧分压下降。后者可使滑膜内层细胞所产生的酸性磷酸酶及颗粒酶增加引起软骨退变加重。骨性关节炎常在关节中出现积液,针灸可促进局部的循环和代谢,促进关节积液的吸收和消除,从而使滑液分泌正常,软骨的代谢废物易于排出,软骨得到充分的营养,延缓软骨的退变。

### 2.止痛作用

疼痛是骨性关节炎最常见的症状,针灸可通过促进人体分泌镇痛性物质以及对痛觉传入环节的拮抗提高痛阈,从而达到止痛的目的。同时促进关节局部微循环,消除局部的致痛性代谢产物的堆积也是镇痛的机理。

### 3.解除痉挛

骨性关节炎的继发效应可使关节局部的肌肉发生反射性痉挛,这种痉挛又使骨关节内压增高,影响微循环,增加了关节积液的形成,如此形成恶性循环。针灸可通过神经-肌肉的调节,缓解关节周围的反射性肌痉挛,改善局部血供和营养。

### 4.清除自由基

氧自由基是极强的致软骨破坏的物质。关节内细胞产生的活性氧族和参与的氧化性损伤,可致透明质酸解聚及蛋白聚糖和Ⅱ型胶原降解。针灸的作用可能有清除关节内部组织中过多的氧自由基,提高抗氧自由基系统的功能,使自由基代谢恢复正常,有效地阻止自由基对软骨细胞及基质的损害。另外,针灸还可能促进关节软骨创伤部位周围软骨细胞的增生,并改善创伤状态下的成骨功能,促进软骨的修复。

## 六、预后

膝关节骨性关节炎发病缓慢,以关节软骨退行性变为主,大多经过积极治疗可改善关节功能,极少数形成功能障碍。膝关节骨性关节炎的治疗,早期用针灸和物理治疗就可以控制病情,到了中期则需要用关节镜微创手术治疗,而到了关节变形、挛缩,甚至失去功能时,治疗难度就加大,甚至需要进行人工关节置换手术。膝关节骨性关节炎急性发作时,最重要的是受累关节充分休息。关节承受压力或过度活动,往往容易加重关节软骨磨损。适当限制患病关节活动,不但疼痛减轻,并能防止加重,但不宜卧床休息。一旦关节炎症状消除,应尽快恢复受累关节锻炼。长时间制动可以加重骨钙丢失,肌肉萎缩,促使骨质增生加重。平时要适当活动锻炼,但不宜过度劳累。

由于骨性关节炎与肥胖、脱钙、维生素 A、维生素 D 缺乏有关,因此,在饮食起居上要注意适当增加户外活动、锻炼,尽量避免长期卧床休息。进高钙食品,以保证骨质代谢的正常需要。老年人的摄取量较一般年轻人增加 50% 左右,即每日钙不少于 1200mg,故宜多食牛奶、蛋类、豆制品、蔬菜和水果,必要时补充钙剂。超体重者宜控制饮食,增加活动,减轻体重,以利于减轻关节负重。另要增加多种维生素的摄入。

# 第十三节　　类风湿关节炎

类风湿关节炎(RA)是一种以关节滑膜炎为特征的不明原因的慢性全身性自身免疫性疾病,免疫反应多发生于关节滑膜,为最常见的结缔组织疾病。关节腔滑膜炎症、渗液、细胞增殖、肉芽肿形成,软骨及骨组织破坏,最后关节强直及功能障碍。多侵犯小关节,如手、足及腕关节等,常为对称性,呈慢性经过,可有暂时性缓解,由于多系统损害,血清中可查到自身抗体,故认为本病是自身性疾病。发病年龄多在 20~40 岁。女性多于男性。

本病病因不明,目前认为与发病有关的因素包括感染、免疫机能紊乱及遗传等。另外,寒冷、潮湿等环境因素,疲劳、营养不良、创伤、精神因素等,常为本病的诱发因素,但多数患者发病前常无明显诱因可查。类风湿关节炎的诊断主要依靠临床表现、自身抗体及艾条灸线改变。典型的病例按 1987 年美国风湿病学学会分类标准诊断并不困难,但以单关节炎为首发症状的某些不典型、早期类风湿关节炎,常被误诊或漏诊。对这些患者,除了血常规、尿常规、血沉、C 反应蛋白、类风湿因子等检查外,还可做核磁共振显像(MRI),以求早期诊断。对可疑类风湿关节炎患者要定期复查,密切随访。

本病中医称"尪痹",认为人体正气不足,风寒湿热等侵入机体,邪客于关节,或痰瘀互结,阻滞经络,气血痹阻,不通则痛;或病变日久,肝肾不足,气血亏虚,筋骨失养,均可导致本病发生。

# 一、辨病与辨证

## 1.辨病

(1)晨起关节僵硬或全身发紧,活动一段时间后可缓解。

(2)初起关节酸痛、肿胀,随着病情发展,疼痛日益明显,反复发作后受累关节附近肌肉萎缩,关节呈梭形肿胀。

(3)受累关节多为双侧性、对称性,掌指关节或近端指间关节常见,其次为手、腕、膝等关节。

(4)病变持续发展,关节活动受限或畸形。

(5)可伴有低热、乏力、全身肌肉酸痛、食欲不振等;在骨突部位,伸肌表面或关节周围有皮下结节(类风湿结节)。

(6)大约 70%～80% 的病例类风湿因子阳性,血沉加快,C 反应蛋白增高。

(7)放射学检查可见骨质侵蚀,或受累关节及其邻近部位骨质脱钙。

判断类风湿关节炎活动性的项目包括疲劳的严重性、晨僵持续的时间、关节疼痛和肿胀的程度、关节压痛和肿胀的数目、关节功能受限制程度以及急性炎症指标(如血沉、C 反应蛋白和血小板)等。

多数活动期患者有轻至中度正细胞性贫血,白细胞数大多正常,有时可见嗜酸性粒细胞和血小板增多,血清免疫球蛋白 IgG、IgM、IgA 可升高,血清补体水平多数正常或轻度升高,60％～80％患者有高水平类风湿因子(RF),但 RF 阳性也见于慢性感染(肝炎、结核等)、其他结缔组织病和正常老年人。另外,其他如抗角质蛋白抗体(AKA)、抗核周因子(APF)和抗环瓜氨酸多肽(CCP)等自身抗体对类风湿关节炎有较高的诊断特异性,敏感性在 30％～40％。

2.辨证

本病以关节肌肉疼痛,屈伸不利为主症。若疼痛游走,痛无定处,时见恶风发热,舌淡,苔薄白,脉浮,为行痹(风痹);疼痛较剧,痛有定处,遇寒痛增,得热痛减,局部皮色不红,触之不热,苔薄白,脉弦紧,为痛痹(寒痹);若肢体关节酸痛重着不移,或有肿胀,肌肤麻木不仁,阴雨天加重或发作,苔白腻,脉濡缓,为着痹(湿痹);关节疼痛,局部灼热红肿,痛不可触,关节活动不利,可累及多个关节,伴有发热恶风,口渴烦闷,苔黄燥,脉滑数,为热痹。

# 二、针灸治疗及选穴原则

1.治疗原则

本病以祛风散寒、化痰通络,或滋补肝肾、补益气血、通痹止痛为基本原则。本病目前不能被根治,西医以抗炎、抗风湿为基本治疗原则,防止关节破坏,保护关节功能,最大限度的提高患者的生活质量是目前本病治疗的目标。

2.选穴原则

选穴上根据《内经》"在骨守骨,在筋守筋"的原则,以关节局部阿是穴、经穴为主,配合整体性调节穴位。具体选穴原则如下。

(1)局部选穴:根据"腧穴所在,主治所在"的规律,在关节局部选取阿是穴或经穴。如腕关节受累时,局部疼痛肿胀主要表现在手腕背侧,可选取局部的压痛点、阳池、阳溪、阳谷;如疼痛在掌侧时,可选局部压痛点及神门、大陵、太渊,也可配合外关、合谷等加强疏通经络的作用;掌指关节疼痛主要选择局部阿是穴及后溪、前谷、液门、中渚、二间、三间、八邪等;手指关节疼痛主要选择局部阿是穴及四缝等。

(2)病因选穴:如风寒为主要诱因,可选风池、大椎、腰阳关等,用灸法。肝肾阴虚,选肝俞、肾俞、太溪、三阴交等。痰瘀互结,选丰隆、中脘、足三里、膈俞、血海等。热邪较重者,选大椎、曲池、委中等点刺出血。也可不论何种证型,配合灸肾俞、命门、膏肓俞、腰阳关、足三里等扶助正气,调节人体免疫功能。

## 三、推荐针灸处方

**推荐处方**1

【治法】　通痹止痛。

【主穴】　根据疼痛部位选穴。

①指关节:四缝、大骨空、小骨空、中魁。

②掌指关节:八邪、合谷、三间、后溪、中渚。

③腕关节:阳池、阳溪、大陵、合谷、外关。

④肘关节:曲池、曲泽、少海、尺泽、手三里、小海。

⑤肩关节:肩髃、肩髎、肩内陵、臂臑、巨骨。

⑥趾关节:气端、独阴。

⑦跖趾关节:八风、太冲、陷谷、足临泣、涌泉。

⑧踝关节:太溪、昆仑、丘墟、解溪、商丘、申脉、照海、然谷。

⑨膝关节:膝眼、足三里、阴陵泉、阳陵泉、鹤顶、血海、梁丘、阴谷、曲泉。

⑩髋关节:环跳、居髎、风市、环上。

【配穴】　寒湿留滞,加大椎、气海、关元、神阙;湿热内蕴,加大椎、身柱、曲池;痰瘀交阻,加膈俞、血海、丰隆、阴陵泉。

【操作】　常规操作。寒湿者,可加灸法;湿热内蕴和痰瘀交阻者,可加点刺出血。关节局部穴位可用电针。

**推荐处方**2

【治法】　温经散寒,祛风通络。

【主穴】　阿是穴。

【配穴】　风寒,加外关、风门;痰瘀,加丰隆;正虚,加足三里、三阴交。

【操作】　阿是穴行泻法,或艾炷灸,或三棱针刺血、拔罐,或电针。风寒者针后用灸法,热证明显者用刺络拔罐;关节局部穴可用电针。

# 四、针灸疗效及影响因素

类风湿关节炎是一种以关节滑膜炎为特征的不明原因的慢性全身性自身免疫性疾病,为最常见的结缔组织疾病。本病可对关节形成严重的骨破坏,导致关节变形,是目前医学无法治愈的疑难疾病。西医以抗炎、抗风湿为基本治疗原则,防止关节破坏,保护关节功能。从临床看,针灸也只能作为一种辅助治疗方法,取得一些有限的缓解症状性疗效。在治疗方法上,关节局部应用电针、刺络拔罐、灸法(包括隔姜灸、隔附子饼灸等)、皮肤针叩刺、穴位注射等,另配合推拿对于已经发生关节强直者有意义。针灸治疗本病常不能拘泥疗程,应一直坚持治疗至症状全部消失为止。

## 1.治疗时机

在目前类风湿关节炎不能被根治的情况下,防止关节破坏,保护关节功能,最大限度的提高患者的生活质量,是治疗的基本目标。因此,治疗时机非常重要。患病第一年采用保守治疗,约75%的患者有改善,仅有10%的患者尽管全力治疗最终仍造成残疾。因此,早期针灸介入疗效较好。在急性发作期,应以药物治疗为主,针灸介入治疗的最佳时机应该在急性期过后,即疾病的缓解期,关节遗留慢性疼痛,此时,西医的应用难以长期维持,其毒副作用难以避免,而针灸可发挥独特的治疗作用,取得较好的止痛效果。

2.病情

病变初期骨关节尚未变形,针灸疗效较好;当中后期关节强直、肌肉挛缩时,针灸也可取得一定的康复效果;当关节骨质破坏严重,畸形较严重时,针灸疗效较差。反复发作次数越多,针灸疗效越差,预后也越差。每经过一次发作后病变关节会有一次严重的损伤,变得更为僵硬而不灵活,最终使关节固定在异常位置,形成畸形。据国外统计,在发病的几年内劳动力完全丧失者约占10%。

3.大小关节

临床发现,相对而言,针灸对大关节炎比小关节炎易于取效。这可能与小关节局部软组织分布较少,血液循环相对较差,针刺也很难直接刺入关节内相关组织有关。大关节局部经穴分布较多,小关节局部穴位较少也难以施行手法,不能获得强烈针感,而且针刺疼痛较强烈等。

4.刺灸法

有学者指出有两种特殊的针法常有助于提高疗效。一是传统的"短刺法",即"置针骨所,上下摩骨",把粗针刺入大关节腔内或在骨组织表面,反复来回提插数分钟,针刺局部或关节腔内经常能有温热舒适感产生。它适用于治疗关节局部发生的骨质破坏和骨质增生。二是神经干(点)针刺法,它适应于全身疼痛剧烈,尤其是长期依赖激素的患者,疼痛控制后即停止。当患者接近痊愈时,要坚持治疗,最好以局部压痛点基本消失才停止治疗,这样可使疗效比较稳定。在治疗中关节局部应用电针、刺络拔罐、灸法、皮肤针叩刺等都可提高针灸疗效。治疗本病常不能拘泥疗程,应一直坚持治疗至症状全部消失为止,当患者多次治疗后出现全身疲惫、精神不振或疗效稳定时才可适当休息几天,再继续治疗。另外,有学者发现可配合每日或隔日灸肾俞,对于整体上调节免疫功能与抗炎消肿,预防或减轻多处关节炎的发生有积极作用。

5.患者的配合

本病的治疗是一个长期的过程,需要患者的良好配合,充分发挥患者的主观能动性,加强主动锻炼配合治疗,对提高针灸疗效有重要意义。另外,关节疼痛、害怕残废等常给类风湿关节炎患者带来精神压力,他们渴望治疗,却又担心药物不良反应或对药物实际作用效果信心不足,这又加重了患者的心理负担。抑郁是患者中最常见的精神症状,严重的抑郁不利于疾病的恢复。因此,在积极合理治疗的同时,还应进行心理治疗。

急性期关节肿胀发热、剧烈疼痛和伴有全身症状者应卧床休息,并注意休息时的体位,至症状基本消失为止。待病情改善两周后应逐渐增加活动,以免过久的卧床导致关节废用,甚至促进关节强直。

夹板固定关节可减轻局部炎症,也可减轻症状。急性炎症被控制之前,为防止挛缩进行被动性锻炼要小心,避免发生剧烈疼痛。当炎症消退时,为使肌群康复应进行主动锻炼,保持关节正常活动范围,但不能使之疲劳。在病情允许的情况下,进行被动和主动的关节活动度训练,防止肌萎缩。对缓解期患者,在不使患者感到疲劳的前提下,多进行运动锻炼,恢复体力,保存关节的活动功能,加强肌肉的力量和耐力。

已形成的屈曲挛缩需要加强锻炼,连续性夹板固定或矫形外科措施。合适的矫形鞋或运动鞋通常是很有用的,可被调整以适合个人的需要;放在疼痛趾关节下面的蹠骨板可减轻负重引起的疼痛。这些都对提高针灸疗效具有重要意义。

**五、针灸治疗的环节和机制**

类风湿发生的病理机制十分复杂,针灸治疗的目的就是缓解症状,延缓其骨破坏的进程。目前本病治疗的目的包括控制关节及其他组织的炎症,缓解症状;保持关节功能和防止畸形;修复受损关节以减轻疼痛和恢复功能。针灸治疗的环节和机制包括以下四方面。

1.止痛作用

针灸可有效缓解类风湿关节炎出现的疼痛症状,其机理可能包括针灸促进人体分泌内源性镇痛物质,促进关节局部致痛物质的清除,拮抗或减弱痛觉感受的传入等途径达到止痛治标的目的。

2.增加局部血液循环

针灸可直接刺激关节局部的自主神经-血管反射,增加局部血液循环量,促进代谢和增加营养物质,有利于局部炎性反应的吸收和消散,促进局部堆积代谢产物的排除,促进局部组织的修复。

3.肌肉松弛

针灸可达到关节局部的消炎、消肿和镇痛作用,同时对关节局部肌肉的炎性刺激所致的挛缩具有缓解作用。在炎症控制后,针灸能够减轻或预防肌肉的屈曲挛缩和成功地使肌力恢复,减轻关节的症状,对于保持和增进关节功能具有重要意义。

4.调节免疫

免疫机能紊乱表现在关节上被认为是本病的发病机理之一。大量的实验研究表明,针灸对机体免疫有一定的良性调节作用,因此,针灸治疗本病可从整体上调节免疫机能紊乱,对本病发挥实质性治疗作用,但针灸这种效应的有效峰值对本病的发病上是否有足够实质性的干预效应,值得进一步研究。

# 六、预后

本病至今尚无特效疗法,当前国内外应用的各种药物均不能完全控制关节破坏,而只能缓解疼痛、减轻或延缓炎症的发展。治疗仍停留在对炎症及后遗症的治疗,采取综合疗法,多数患者均能得到一定的疗效。一般说来,早期即予积极正确的综合性治疗,可使80%以上的类风湿关节炎患者病情缓解,只有10%～20%患者因治疗不及时或病情本身很严重而致残废。本病不直接引起死亡,但严重晚期病例可死于继发感染。类风湿关节炎患者经过积极正规的保守治疗,病情仍不能控制,为防止关节的破坏,纠正畸形,改善生活质量,可考虑手术治疗。但手术并不能根治类风湿关节炎,故术后仍需内科药物等保守治疗。

大多数类风湿关节炎患者病程迁延,开始2～3年的致残率较高,如不及早合理治疗,3年内关节破坏率达70%。目前尚无准确预测预后的指标,通常有以下几种认识。

1.性别

男性较女性预后为好。瑞典的一项研究表明,即便在类风湿关节炎早期就进行治疗,女性也比男性病情严重,缓解率低。

2.发病年龄

发病年龄晚者较发病年龄早者预后好。研究表明,30岁以下发病者,预后较差。

3.起病缓急

起病急的优于起病缓者。发病呈急骤者的病程进展较短促,常常在一次发作后可数月甚至数年暂无症状,也有静止若干时间后再反复发作者,但急剧的发病可得到及时的对症治疗,易引起患者的重视,因此,预后较好。发作呈隐袭者的病程进展缓慢渐进,全程可达数年之久,其间交替的缓解和复发是其特征,这种类型不易被患者所发现和重视,常不能及时得到治疗,当确诊时关节的损害已经较重,预后较差。本病约有10%～20%的患者每次发作后缓解是完全性的,容易引起患者的思想松懈,缓解期也是治疗的重要环节,尤其是中医针灸介入的好时机。

4.累及关节多少

累及关节少,预后较好。起病时关节受累数多或只有跖趾关节受累,或病程中累及关节数大于20个,预后差;仅累及少数关节而全身症状轻微者,或累及关节不属对称分布者,往往病程短暂,预后较好。

5.伴随症状

有严重周身症状和关节外表现者预后差,如伴有发热、贫血、乏力和关节外表现者(类风湿结节、巩膜炎、间质性肺病、心包疾病、系统性血管炎等内脏损伤),预后不良。

6.激素治疗

对激素治疗反应不佳者预后差。短期激素治疗症状难以控制,或激素维持剂量不能减至10mg/日以下者,预后差。

7.与预后不良有关的一些表现

持续高滴度类风湿因子阳性、持续血沉增快、C 反应蛋白增高、血中嗜酸性粒细胞增多、增高,均提示预后差;典型的病变如对称性多关节炎,伴有皮下结节和类风湿因子的高滴度,预后差;病情持续活动 1 年以上而不缓解者,预后差。

另外,患者也应注意休息和营养,在高度活动伴剧痛的严重病例,需短期的完全卧床休息。必须坚持关节所能承受的最大限度的运动和锻炼。鱼油或植物油能通过减少前列腺素的产生而促进症状的改善。

# 第五章 刮痧疗法及穴位敷贴法

## 第一节 刮痧疗法

### 一、刮痧疗法的应用

#### （一）刮痧疗法

刮痧疗法是指用边缘光滑的刮痧器具，在受术者身体的施治部位上顺序刮动，从而达到疏通经络，排除痧毒，防治疾病的一种方法。

**1.工具的选用**

边缘光滑的汤匙、铜钱和硬币等可作为刮痧工具。也有用檀香木、沉香木、水牛角等制作的专门用于刮痧的器具，这些用具精致、小巧、光滑、质地柔和，不太容易伤及皮肤，并且具有药物性能。如檀香木、沉香木，其气味芳香性辛温，有行气理气的功能，常用于治疗气机不利之胀满胀痛等症；水牛角性寒，有清热、凉血、解毒的功能，正适合于痧症一类的疾病。

**2.辅助材料**

用清水、香油、润肤剂、正红花油等润滑皮肤和刮具，有保护皮肤、免伤皮肤的作用。正红花油一方面润滑保护皮肤，另一方面也有舒筋活络的作用。

**3.刮痧种类**

刮痧疗法可分为两种：一种是直接刮痧疗法，另一种是间接刮痧疗法。所谓直接刮痧法就是用工具直接刮摩人体某个部位的皮肤，使皮肤发红、充血,而呈现出紫红色或暗黑色的斑点,这种方法多用于体质比较强壮而病症又属于实盛的证候。间接刮痧法是在施术时用一块毛巾或棉布之类隔于人体所需要刮摩的部位上,然后用工具在毛巾或棉布上进行刮摩,使皮肤发红、充血,呈现出斑点,由于有物所隔,间接作用于人体,所以其产生的刺激比直接刮痧法所产生的刺激弱一些,这种方法多用于婴幼儿,年老体弱患者以及患有某些皮肤病的人。

4.刮摩方式

刮痧疗法的刮摩方式有平刮、竖刮和角刮。所谓平刮,就是用刮痧板的平边着力于施刮部位上,按照一定的方向进行较大面积的平行刮摩。竖刮也是用刮痧板的平边着力于施刮的部位上进行较大面积的刮摩,所不同的是方向为竖直上下。角刮是用刮痧板的边、角着力于施刮处,进行较小面积的刮摩,如鼻唇沟处、神阙、听宫、听会处(耳屏处)、肘窝处。

5.实施刮摩前的准备工作

(1)选择合适体位:选择合适体位是以施术部位充分暴露,患者自然而舒适为总原则。如果刮摩人体头面、颈项、肩胛等部位,可以采取坐式、侧式、仰式和俯卧式等;如果刮摩人体胸腹、胁肋、腰背等部位,可以采取仰卧、侧卧和俯卧等式;如果刮摩人体臀部、四肢、肘窝、腘窝等部位、可以采取坐式、侧卧式、屈曲式等。另外,还有一些经穴部位和一些特殊刮摩部位,必须通过局部的运动,以及一定的姿势,运用不同体位方式,如转手式、举臂式等,总以患部向上或向侧易于刮摩为原则。

(2)刮摩消毒:用医用棉球蘸上75％乙醇在患者刮拭的部位以及运用的刮具上进行消毒。其运用的润滑剂、润肤剂之类的辅助材料,也一定要经过严格的科学鉴定后方可使用。

6.具体操作方法

(1)在刮摩部位上涂沫一些具有药性作用的润滑剂或润肤剂,使其皮肤表面光滑滋润。

(2)用消毒过的刮痧板沿着一定的方向进行刮摩,一般是由上而下,由内及外,依次顺刮,切不可以逆向而刮。刮摩线、面尽可能地拉长、拉大。

(3)根据疾病的病程长短,病情轻重,病性寒热、虚实,施以不同的刮摩手法。在力度上可以轻用力,可以重用力,即或补益、或攻泻;在部位上可以由点到线再到面,也可以由面到线再到点,即部位拉长或是缩短;在次数上可以有多次刮摩和少量刮摩;时间上有用时间长的和用时间短的。即病程长的可以刮摩次数多些,时间长些;病程短的可以刮摩次数少些,时间短些。

7.注意事项

(1)刮痧治疗后,慎劳作,防外感;隔一二天后再重复施刮,疗程一般为 3～5 次。

(2)一般刮摩的重点部位是脊椎、颈项、胸腹部等处,其重点经穴是大椎、大杼、神堂、膏肓、魄户等,即治疗任何病症当先选择刮摩这几个穴位,然后再刮其他患处。

(3)使用刮痧疗法,除了让皮肤上发红充血,出现斑痧点外,刮摩能否应对疾病,还要看刮摩过程中能否"得气",即刮摩过程中是否会产生酸、胀、麻、重、沉等感觉和反应,这种感觉和反应呈放射性、扩散性。能"得气",说明刮摩后产生了应有的治疗效应,疾病可以好转或痊愈,反之则无用。能否"得气"是由刮摩方法、时间长短、次数多少等因素决定的。

(二)扯痧疗法

在患者的一定部位或穴位上,用手指反复捏扯皮肤,直至局部出现淤血为止,以达到治疗疾病的方法称扯痧疗法。本法简便易行,效果明显。扯痧刺激能疏通腠理,使脏腑秽浊之气通达于外,周身气血流畅。现代研究认为,本疗法可使神经系统兴奋,血液及淋巴液回流加快,循环增强,新陈代谢旺盛,从而加强对疾病的抵抗力。扯痧多用于因感受风寒暑湿之气而引起的感冒、头痛和胃肠功能紊乱。

1.操作方法

(1)先把两手洗干净并最好把指甲剪去,预备清水一碗,天热时用冷水,天凉时用温水。

(2)患者坐位或卧位,充分暴露局部皮肤。

(3)用拇指指腹和示指第二指节蘸水后,扯起一部分皮肤及皮下组织,并向一侧牵拉拧扯,然后急速放开还原。也可用拇、示、中三指指腹夹扯皮肤,依上述手法连续地向一定的方向拧扯,重复往返数次,以所扯皮肤处发红为度。如病症较重时,扯拉的力量可加大,直至皮肤出现红斑。

2.注意事项

(1)扯痧疗法常用于腹部(中脘、石门、天枢等)治疗胃肠功能紊乱;颈部两侧(喉结处两旁)治疗咽喉疼痛不舒;肩部(肩井等)治疗肩痛,活动不利;背部治疗腰背不适、疼痛。头痛时常在额部、印堂和太阳穴处施术。

(2)扯痧时可用单手,也可使用双手或两手交替操作,手法要先轻后重,力量均衡,扯、压、挤同步,节奏明快,紧扯快松。

(3)对皮肤干燥或婴幼儿皮肤柔嫩者,可先在扯痧部位涂一层油,以免损伤皮肤。

(4)扯痧对皮肤有较强的牵拉力,故常可引起局部和全身机体反应。扯拉病人局部可有疼痛感,扯后周身有松快舒适感。

**(三)揪痧疗法**

将中指和示指弯曲如钩状,蘸水夹揪皮肤,造成局部淤血。这种由夹揪使皮肤出现血痕的刮痧方法,称揪痧疗法。此法适用于皮肤张力不大的头面部及腹、颈、肩、背等处。

1.操作方法

(1)患者伏案而坐或取俯卧位,充分暴露施治皮肤。

(2)术者将中指和示指弯曲成钩状,蘸水后,用示、中两指的第二指节侧面相钳去夹揪皮肤。此时常发出"嗒"的响声。夹揪时要随夹随压随拧,然后急速松手。

（3）一般在局部夹揪 20 次左右,以皮肤出现血痕为度。如病症较重,夹揪的力量可以加大,直至皮肤形成红斑。

2.适应证

（1）上呼吸道感染、咽部疼痛、声音嘶哑,常在颈前皮肤揪痧。局部揪红后,患者即可感到咽部清爽。

（2）头痛可在太阳穴处揪痧,也可同时选用颈项、眉心、肘弯、腘窝等处。

（3）胃肠功能紊乱多在腹部揪痧;腰背痛可选疼痛最明显处揪痧。

3.注意事项

（1）施术时多用单手,也可用双手或两手交替操作。术者手法要先轻后重,力量均衡,夹、压、拧同步,紧揪急松,防止揪破皮肤。

（2）对患者皮肤干燥或婴幼儿皮肤柔嫩者,可先在揪痧局部涂些水、油介质,以免损伤皮肤。

## 二、刮痧疗法的禁忌证

1.身体瘦弱,皮肤失去弹性者。

2.心脏病患者,如心肌梗死、心绞痛者;血友病或有出血倾向者;水肿患者;患各种急性传染病者;小儿及年老体弱者;皮肤病或传染病者。

3.妇女在行经期或妊娠期,很多部位不能随意刮摩,否则易导致经期紊乱、流产、早产等。

# 第二节　穴位敷贴疗法

穴位敷贴疗法是指在一定的穴位上贴敷药物,通过药物和穴位的共同作用以治疗疾病的一种外治方法。某些带有刺激性的药物贴敷穴位可以引起局部发疱化脓如"灸疮",称为"天灸"或"自灸",现代也称发泡疗法。若将药物贴敷于神阙穴,通过脐部吸收或刺激脐部以治疗疾病时,又称敷脐疗法或脐疗。

## 一、原理和特点

穴位敷贴疗法既有穴位刺激作用,又通过皮肤组织对药物有效成分的吸收,发挥明显的药理效应,因而具有双重治疗作用。这是因为经皮肤吸收的药物极少通过肝脏,也不经过消化道,一方面避免肝脏及各种消化酶、消化液对药物成分的分解破坏,从而使药物保持更多的有效成分,更好地发挥治疗作用;另一方面也避免因药物对胃肠的刺激而产生的一些不良反应。所以,此法可弥补药物内治的不足。除极少有毒药物外,一般无危险性和毒副反应,是一种较安全、简便易行的疗法。对于年老体弱者、病药格拒、药入即吐者尤宜。

## 二、操作方法

### 1.方药的选择

凡是临床上有效的汤剂、丸剂,一般都可以熬膏或研末用作穴位贴敷来治疗相应疾病。《理瀹骈文》中指出:"外治之理、即内治之理,外治之药亦即内治之药,所异者,法耳。"说明外治与内治,仅方法不同,而辨证论治、理法方药的原则是一致的。但与内服药物相比,贴敷用药多有以下特点:

(1)应有通经走窜、开窍活络之品。《理瀹骈文》:"膏中用药,必得通经走络、开窍透骨、拔毒外出之品,如姜、葱、白芥子、花椒……之类,要不可少,不独冰麝也。"现代常用的这类药物有冰片、麝香、丁香、花椒、白芥子、姜、葱、蒜、肉桂、细辛、白芷、皂角、穿山甲等。

(2)多选气味俱厚之品,甚或力猛有毒的药物,现代常用的这类药物有生天南星、生半夏、川乌、草乌、巴豆、斑蝥、附子、大戟等。

(3)补法可用血肉有情之品,现代常用的这类药物有羊肉、动物内脏、鳖甲等。

(4)选择适当溶剂调和贴敷药物或熬膏,以达药力专、吸收快、收效速的目的。如醋调贴敷药,起解毒、化瘀、敛疮等作用,虽用药猛,可缓其性;酒调贴敷药,则起行气、通络、消肿、止痛等作用,虽用缓药,可激其性;水调贴敷药,专取药物性能;油调贴敷药,可润肤生肌。常用溶剂有水、白酒或黄酒、醋、姜汁、蜂蜜、蛋清、凡士林等,还可针对病情应用药物的浸剂作溶剂。

**2.穴位的选择**

穴位贴敷疗法的穴位选择与针灸疗法是一致的,也是以脏腑经络学说为基础,通过辨证选取贴敷的穴位,并力求少而精。此外,还应结合以下选穴特点:

(1)选择离病变器官、组织最近、最直接的穴位贴敷药物。

(2)选用阿是穴贴敷药物。

(3)选用经验穴贴敷药物,如吴茱萸贴敷涌泉穴治疗小儿流涎;威灵仙贴敷身柱穴治疗百日咳等。

**3.贴敷方法敷药**

根据所选穴位,采取适当体位;定准穴位,用温水将局部洗净,或用75%乙醇棉球擦净,然后敷药。使用助渗剂者,在敷药前,先在穴位上涂以助渗剂或与药物调和后再用。可直接用胶布固定,或先将纱布或油纸覆盖后,再用胶布固定,以防药物移动或脱落。目前有贴敷穴位的专用敷料,使用非常方便。如需换药,可用消毒干棉球蘸温水或各种植物油,或液状石蜡轻轻揩去粘在皮肤上的药物,擦干后再敷药。贴敷的时间可视药物特性和患者反应而定。一般刺激性小的药物,每隔1～3天换药1次;不需溶剂调和的药物,可适当延长至5～7天换药1次;刺激性大的药物:根据患者反应和发疱程度确定贴敷时间,数分钟至数小时不等,如需再次治疗,应待局部皮肤基本恢复正常后再敷药。对寒性病证,可在敷药后,在药上热敷或艾灸。

# 三、适应范围

穴位贴敷法适应范围相当广泛,不但可以治疗体表的病证,而且可以治疗内脏的病证;既可治疗某些慢性病,又可治疗一些急性病。治疗病证主要有：感冒、咳嗽、疟疾、哮喘、自汗、盗汗、胸痹、不寐、胃脘痛、泄泻、呕吐、便秘、食积、黄疸、胁痛、头痛、眩晕、口眼㖞斜、消渴、遗精、阳痿，月经不调、痛经、子宫脱垂、乳痈、乳核，疮疡肿毒、喉痹、牙痛、口疮、关节肿痛、跌打损伤，小儿夜啼、厌食、遗尿、流涎等。此外，还可用于防病保健。

## 四、注意事项

1.凡用溶剂调敷药物时，需随调配随敷用，以防蒸发。

2.若用膏药贴敷，在温化膏药时，应掌握好温度，以免烫伤或贴不住。

3.对胶布过敏者，可改用肤疾宁膏或用绷带固定贴敷药物。

4.对刺激性强、毒性大的药物，贴敷穴位不宜过多，贴敷面积不宜过大，贴敷时间不宜过长，以免发疱过大或发生药物中毒。

5.对久病体弱消瘦以及有严重心脏病、肝脏病等的患者，药量不宜过大，贴敷时间不宜过久，贴敷期间注意病情变化和有无不良反应。

6.对于孕妇、幼儿，应避免贴敷刺激性强、毒性大的药物。

7.对于残留在皮肤的药膏等，不可用汽油或肥皂等有刺激性的物品擦洗。

# 第六章　拔罐疗法

拔罐疗法是以罐为工具,利用燃火、抽气等方法排除罐内空气,造成负压,使之吸附于腧穴或应拔部位的体表,使局部皮肤充血、淤血,以达到防治疾病目的的方法。

拔罐法,又称吸筒疗法,古称角法,在马王堆汉墓出土的帛书《五十二病方》中就已有记载,历代中医文献中亦多论述。起初主要为外科治疗疮疡时,用来吸血排脓;随着医疗实践的不断深化,不仅火罐的质料和拔罐的方法已有改进和发展,而且治疗的范围也逐渐扩大,内、外、妇、儿科都有其适应证,且经常和针刺配合使用。

拔罐法具有通经活络、行气活血、消肿止痛、祛风散寒等作用,其适应范围较为广泛,一般多用于风寒湿痹、腰背肩臂腿痛、关节痛、软组织闪挫扭伤及伤风感冒、头痛、咳嗽、哮喘、胃脘痛、呕吐、腹痛、泄泻、痛经、中风偏瘫等。

## 一、常用罐的种类

罐的种类很多,目前常用的罐有以下 4 种:

1.竹罐

用直径 3～5cm 坚固无损的竹子,制成 6～8cm 或 8～10cm 长的竹管,一端留节作底,另一端作罐口,用刀刮去青皮及内膜,制成形如腰鼓的圆筒。用砂纸磨光,使罐口光滑平整。竹罐的优点是取材较容易,经济易制,轻巧价廉,不易摔碎,适于煎煮。缺点是容易燥裂、漏气,吸附力不大。

## 2.陶罐

用陶土烧制而成,有大有小,罐口光整,肚大而圆,口、底较小,其状如腰鼓。优点是吸附力大,缺点是质地较重,易于摔碎、损坏。

## 3.玻璃罐

玻璃罐是在陶罐的基础上,改用玻璃加工而成,其形如球状,罐口平滑,分大、中、小三种型号,也可用广口罐头瓶代替。优点是质地透明,使用时可以观察所拔部位皮肤充血、瘀血程度,便于随时掌握情况。缺点也是容易摔碎、损坏。

## 4.抽气罐

以前用青霉素、链霉素药瓶或类似的小药瓶,将瓶底切去磨平,切口须光滑,瓶口的橡胶塞须保留完整,以便于抽气时使用。但这种罐也易破碎。近年来,有用透明塑料制成,上面加置活塞,便于抽气。也有用特制的橡皮囊排气罐,其规格大小不同。新型的抽气罐具有使用方便,吸着力强,且较安全,又不易破碎等优点。

# 二、罐的吸附方法

罐的吸附方法是指排空罐内的空气,使之产生负压而吸附在拔罐部位的方法,常用的有以下几种方法。

## (一)火吸法

火吸法是利用火在罐内燃烧时产生的热力排出罐内空气,形成负压,使罐吸附在皮肤上的方法,具体有以下几种:

## 1.闪火法

闪火法是拔罐疗法的主要方法之一。具体操作是:以左手持点火工具,右手握住罐体,将点燃工具迅速水平伸入至罐体底部并很快拉出,迅速将罐体扣在需要拔的部位上。闪火法要做到速进迅出,保证罐内空气突然充分膨胀外溢,同时移动罐体不作停顿,快捷地将罐口扣拔吸附,这样才可有足够的负压力。如动作缓慢或不协调,势必达不到所需吸拔之力。

操作时要注意点燃的酒精棉球不可烧灼罐口或碰及罐口,更不可把燃烧酒精甩到皮肤上,以免烫伤皮肤,预防的办法是每次沾酒精后,先甩掉多余部分,这要作为点火前的规范动作。在近头面部用闪火法时,要将点燃的酒精棉球远离头面,以防燃及头发。持点火工具的正确姿势是:棉球端略低于手持端,以免燃烧的酒精倒流手上,造成烧伤。

2.投火法

投火法是一手持罐,罐体横置,另一手用镊子把点燃的小酒精棉球送入罐中,迅速把罐体横向移动扣在身体施术部位。使用投火法,只可横向移动,不宜从上向下吸拔,以免棉球下落伤及皮肤或烧着物品。

3.滴酒法

滴酒法是将酒精或白酒滴入玻璃罐底部,然后转动罐体,使酒附布均匀,点燃后迅速扣拔于施术部位。注意:罐内滴酒切不可多,滴入后勿忘转动罐体使酒均匀,以免流下烫伤皮肤。点燃后的火柴杆,切勿顺手扔到罐内,如不注意也能烫伤皮肤。

4.贴棉法

用大小适宜的酒精棉花一块,贴在罐内壁的下 1/3 处,用火将酒精棉花点燃后,迅速扣在应拔的部位。此法需注意棉花浸酒精不宜过多,否则燃烧的酒精滴下时,容易烫伤皮肤。

以上拔罐法,除闪火法外,罐内均有火,故均应注意勿灼伤皮肤。

**(二)水吸法**

水吸法是利用沸水排出罐内空气,形成负压,使罐吸附在皮肤上的方法。此法一般选用竹罐。即选用 5~10 枚完好无损的竹罐,放在锅内,加水煮沸,然后用镊子将罐口朝下夹出,迅速用凉毛巾紧扣罐口,立即将罐扣在应拔部位,即能吸附在皮肤上。可根据病情需要在锅中放入适量的祛风活血药物,如羌活、独活、当归、红花、麻黄、艾叶、川椒、木瓜、川乌、草乌等,即称药罐法。

**(三)抽气吸法**

此法先将抽气罐的瓶底紧扣在穴位上,用注射器或抽气筒通过橡皮塞抽出罐内空气,使其产生负压,即能吸住。

### 三、拔罐方法

临床拔罐时,可根据不同的病情,选用不同的拔罐法。常用的拔罐法有以下几种:

#### (一)留罐法

留罐法又称坐罐法,是使用最为普遍的罐法,在家庭保健中很常用。具体做法是:把形成负压的罐体吸拔在体表某一部位或选好的穴位上,皮肤及浅层肌肉被吸拔至罐内。轻则皮肤潮红,重则皮下瘀血呈紫黑色。应视不同部位选用不同型号的玻璃罐。坐罐有轻、中、重三种拔法,要依病势久暂,病情轻重,身体素质而定。一般以单手上提罐体带动肌肉为度。用重手法时,留罐时间应不超过 10~15min,如过久,吸拔处会出现小水疱。

#### (二)走罐法

走罐法亦称推罐法,即拔罐时先在所拔部位的皮肤或罐口上,涂一层凡士林等润滑剂,再将罐拔住。然后,术者用右手握住罐体,向上、下或左、右需要拔的部位,往返推动,至所拔部位的皮肤红润、充血,甚或瘀血时,将罐起下。此法适宜于面积较大、肌肉丰厚部位,如脊背、腰臀、大腿等部位。

#### (三)闪罐法

闪罐法是把罐体反复吸拔、开启于施术部位或穴位上。通过弹性的一吸、一启、一紧、一松形成物理刺激,使皮肤充血-不充血-再充血,循环往复。在挤压、放松的反复作用下,增强细胞的通透性,改善血液循环,改善营卫状况,通过穴位、经络,使疾病得到治疗。闪罐法多以玻璃罐用闪火法操作,一般在某处或某一穴位反复吸、启 30~50 次。操作此法需要准确,保持罐内较大负压力。点火棉球定要送入罐底,通过罐口要快,避免罐口过热烫伤皮肤。

#### (四)排罐法

排罐是在坐罐基础上,视病情需要,以多个大罐排列或交错地吸拔于选定部位之上的一种增强手法,多用于行走罐、闪罐之后,于腰背、胸腹、下肢上部等肌肉丰厚之处。

### (五)药罐法

药罐法是罐与药直接协同使用的一种罐法,临床常用煮药罐,多用于治疗四肢关节风寒湿痹。其具体操作是把活血祛风类药物,如羌活、独活、当归、红花、麻黄、艾叶、川椒、川乌、草乌、木瓜等置砂锅内煮沸,放入竹罐煮 10~20min,罐口朝下取出,速用凉毛巾紧扣罐口,然后立即吸拔于施术部位上,留罐 10~20min。用凉毛巾意在擦掉罐口热水,降低热度,防止烫伤。

### (六)刺血拔罐法

刺血拔罐法又称刺络拔罐法,即在应拔部位的皮肤消毒后,用三棱针点刺出血或用皮肤针叩打后,再将火罐吸拔于点刺的部位,使之出血,以加强刺血治疗的作用。一般刺血后拔罐留置 10~15min,多用于治疗丹毒、扭伤、乳痈等。

### (七)留针拔罐法

留针拔罐法简称针罐,即在针刺留针时,将罐拔在以针为中心的部位上,时间为 5~10min,待皮肤红润、充血或瘀血时,将罐起下,然后将针起出。此法能起到针罐配合的作用。

## 四、启罐方法

启罐时应注意柔和而快捷,不可生拉硬扯,以免皮肤受损或过分疼痛,具体操作是一手握住吸拔与体表的罐体,将其倾斜,另一手压住罐口边缘处皮肤,轻轻一掀,气体进入罐内,顺势将罐取下。

## 五、拔罐印迹观察

启罐后,不同患者的施术部位会出现不同颜色的拔罐印迹,对诊断疾病和、观察治疗效果有一定的参考意义。

1.罐印紫黑而黯:提示瘀血或受寒较重;如印迹数日不退,表示病程已久,需要多治疗一段时间。

2.罐印呈散在紫点,深浅不一:提示为气滞血瘀之证。

3.罐印淡紫发青伴有斑块:提示以阳虚证为主,兼有血瘀。

4.罐印鲜红而艳:提示阴虚证、气阴两虚证。

5.大面积走罐后某穴位及其附近出现鲜红散在点,预示该穴所在脏腑异常或存在病邪。

6.吸拔后没有罐迹或虽有罐迹但启罐后立即消失,恢复常色者,多提示病邪尚轻。

## 六、注意事项

1.拔罐时要选择适当体位和肌肉丰满的部位。若体位不当、移动,骨骼凸凹不平,毛发较多的部位,拔罐容易脱落,均不适用。

2.拔罐时要根据所拔部位的面积大小而选择大小适宜的罐。若应拔的部位有皱纹,或火罐稍大,不易吸拔时,可做一薄面饼,置于所拔部位,以增加局部面积,即可拔住。操作时必须动作迅速,才能使罐拔紧、吸附有力。

3.用火罐时应注意勿灼伤或烫伤皮肤。若烫伤或留罐时间太长而皮肤起水疱时,小的无须处理,仅敷以消毒纱布,防止擦破即可;水疱较大时,用消毒针将水放出,涂以甲紫药水,或用消毒纱布包敷,以防感染。

4.皮肤有过敏、溃疡、水肿及心脏、大血管分布部位,不宜拔罐。高热抽搐者,以及孕妇的腹部、腰骶部位,亦不宜拔罐。

# 第七章　常用灸疗种类

## 第一节　热灸疗

### 一、艾火灸疗

我国很早就有用艾火灸法治疗各种疾病的记载，《本草纲目》说："艾叶能灸百病。"吴仪洛的《本草从新》则更为具体地说："艾叶苦辛，生温，熟热，纯阳之性，能回垂绝之阳，通十二经，走三阴，理气血，逐寒湿，暖子宫……以之灸火，通透诸经而除百病。"可见艾叶是较为理想的施灸材料。此外，艾叶还具有如下特点：①全国各地皆产，来源广泛，价格低廉；②便于加工制成细软的艾绒，易于搓成大小不同的艾炷，并容易燃烧，且气味芳香，医患双方皆愿意接受；③燃烧时热力温和，穿透力强，能直达深部组织。因此，直至今天临床上仍广为采用。

艾绒的制作：于每年春夏之间，采集新鲜肥厚的艾叶，置于日光下曝晒干燥，再放入石臼中捣碎，筛去叶梗、泥沙与杂质，然后再晒、再筛，反复多次后便成白净细软的艾绒。艾绒以陈久耐燃者为上品。平时应置放于干燥的容器内，以防潮湿与霉烂，要注意每年夏天都应曝晒几次。

#### （一）艾炷灸疗

艾炷灸包括直接灸与间接灸两种。古代一般采用直接灸，后来才发展为各种各样的间接灸。艾炷，是指将制备的艾绒做成圆锥形的大小不等的艾团。每燃尽一个艾炷，称为 1 壮。施灸时，以艾炷的大小和壮数的多少来掌握刺激量。

制作艾炷的方法,一般用手捻,须将艾绒搓紧,捻成上尖下大的圆锥状,以便于平放在腧穴上。大炷,像蚕豆大小,适用于间接灸;中炷,像枣核大小,而小炷则像麦粒大小,用于直接灸。近年来临床用于直接灸的艾炷,采用特制的器械按压加工,制作出来的艾炷不仅艾绒紧密,大小一致,应用也非常方便,而且还可大批量生产。

1.直接灸

艾炷直接灸可分为发疱灸、瘢痕灸、无瘢痕灸3种。

(1)发疱灸:采用麦粒大小的小艾炷,点燃后,待患者出现灼痛感后再继续施灸3～5秒即可。此时皮肤可见黄斑,1～2个小时后,皮肤就会发疱,不必挑破疱皮,待其自然吸收。该法适用于体质虚弱者。

(2)瘢痕灸:亦称"化脓灸",是采用黄豆或枣核大小的艾炷,直接置于腧穴上施灸,皮肤局部组织经烫伤后产生无菌性化脓,形成"灸疮"。能否形成灸疮是疗效好坏的关键。该法的适应证与发疱灸相同,一般对支气管哮喘、慢性胃肠病、体质虚弱、发育障碍等疗效较佳。

灸疗方法:因灸疗时需要安放艾炷,且治疗时间较长,要特别注意患者体位是否平正与舒适。体位摆妥之后,再在相应部位点穴。艾炷要求做得紧实些,除单纯采用细艾绒外,还可在艾绒内加入一些芳香性药末,如丁香、檀香、木香、肉桂、细辛等,以利于热力的渗透。在安放艾炷前,可在腧穴上涂搽大蒜液,以增强黏附力及刺激作用。放好后点燃艾炷,待患者感觉灼痛时,医者可在腧穴周围用手拍打以减轻痛感。灸完1壮后,用纱布蘸冷开水擦净所灸腧穴,再按前法施灸,一般每次可灸7～9壮。

灸满壮数后,在所灸的腧穴敷灸小膏药,可每日换贴1次。数日后,所灸腧穴逐渐出现无菌性化脓反应。如脓液较多,膏药应及时更换。经1个多月,灸疮便结痂脱落,而局部遗留瘢痕。灸疮化脓期间,局部要保持清洁,避免污染,同时应增强营养,促进灸疮的正常透发,以提高疗效。若灸疮被污染,或并发其他炎症时,白色的无菌性脓转为黄绿色的有菌性脓。该法适用于支气管哮喘、肺结核、颈淋巴结结核(瘰疬)等。

(3)无瘢痕灸:艾灸时温度以达到温烫而不致形成灸瘢痕者,称为"无瘢痕灸"。采用较小的艾炷置于腧穴上,点燃后,不等艾火燃至皮肤表面,当患者感觉较烫时,或稍感觉灼痛时即用镊子将艾火夹去或压灭。连续施灸3～7壮,以局部皮肤出现轻度红晕为度。该法适用于虚寒证患者,因不遗留瘢痕,易被患者所接受。

常用无瘢痕灸法如麦粒灸,即采用麦粒大小艾炷置于腧穴上直接施灸的灸法。先在腧穴上涂以一层凡士林,使艾炷能黏附皮肤不致脱落,点燃艾炷后,于腧穴周围轻轻拍打以减轻灼痛感。因其艾炷较小,灼痛时间很短,患者易于接受。一般可灸3～7壮,以灸至皮肤局部出现红晕、无皮肤灼伤为度。施灸后不用贴膏药。该法适用于血虚、眩晕及皮肤疣等患者。

2.间接灸

又称间隔灸,是指艾炷与皮肤之间隔一层药物,施灸时发挥艾灸与药物的双重治疗作用,以充分提高疗效。该法主要适用于慢性病及疮疡的治疗。临床上根据所隔药物的不同,常有以下几种灸法。

(1)隔姜灸:将生姜切成厚度为2mm左右的薄片,用针在姜片上扎些小孔,置于腧穴上,再于其上置艾炷施灸。患者感觉局部灼热难忍时,可将姜片用镊子向上提起,稍做停顿后再放下施灸,至局部出现红晕为度。该法具有简、便、廉、效的特点,应用面非常广泛。每次可灸3～5壮,可根据病情多次进行。临床适用于虚寒性病证,如呕吐、泄泻、痹证、关节酸痛等。

(2)隔蒜灸:将鲜蒜或独头大蒜切成厚度为2mm左右的薄片,用针在蒜片上扎些小孔,放于腧穴上,其上再置艾炷施灸。每穴每次可灸5～7壮。因大蒜液具有较大的刺激作用,施灸后往往引起发疱。该法适用病症历代文献记载较多,如治疮毒(《医宗金鉴》)、瘰疬(《千金方》)、痈疽肿毒(《医学入门》)等。此外,还用于治疗肺结核、毒虫咬伤、腹中积块等。

(3)隔盐灸：施灸前，先将盐末填平脐眼，其上置放姜片，姜片上再放置艾炷施灸。该法适用于治疗急性腹痛、呕吐、泄泻、痢疾、四肢厥冷、虚脱等。

(4)隔葱灸：将鲜葱平敷于脐周，其上放置几个较大的艾炷，将艾炷同时点燃施灸，1次可各灸3～5壮，多次施治。该法适用于治疗虚寒性腹痛、消化不良、肠道胀气、肠胃功能失调、尿闭等病症。

(5)胡椒饼灸：取胡椒适量，研细末，以黄酒调制成1元硬币大小的胡椒饼，中央用手指按成凹陷，其内放置少许麝香、肉桂、丁香等药末后，上置艾炷施灸。该法适用于治疗风湿痹痛、局部麻木不仁等。

(6)附子饼灸：施灸前，将附子切成厚度为2mm左右的薄片置于脐部，其上再放置较小的艾炷施灸，适用于治疗痈疽初起。若用于治疗疮疡久溃不敛、阳痿、早泄等病症，则取附子末与黄酒调制成1元硬币大小的附子饼，中间扎以小孔，其上放置艾炷施灸。由于附子辛温大热，具有温肾补阳的功效，故可治疗各种阳虚病证。

(7)豉药饼灸：豆豉、花椒、生姜、青盐、葱白各等份，共捣成泥状，捏成直径1.5～2.0cm、厚度为1cm大的药饼，并刺若干个小孔，放置于脐部，用中等大艾炷施灸。该法适用于治疗痈肿、疮疡等。若单用豆豉施灸，称为"豆豉饼灸"，对恶疮肿硬不溃，或已溃不敛，疮色发黯者最为有效。

(8)黄土饼灸：取干净黄土与清水调制成直径3cm左右的黄土饼，用针扎上若干小孔，敷灸于疮面上，再用大艾炷施灸，连续灸5～7壮，最好是每壮换一饼。该法适用于治疗背痛。

(9)隔巴豆灸：取巴豆(不去油)或和以黄连，捣烂成膏状，填入脐内，或做成药饼放于脐部，其上再置以艾炷施灸，以效为度，不拘壮数，少则3壮，多至百壮。灸毕，用温湿毛巾拭净局部皮肤，以防止药物刺激局部发疱生疮。该法具有祛寒破结、通利二便的功效，适用于治疗冷积腹中、二便不通、心腹疼痛，或肠鸣泄泻等病症。

　　(10)隔蛴螬灸:蛴螬即金龟子的幼虫,属化生虫类,生长于树根及粪土当中。施灸时,取蛴螬剪去头尾,放置于疮口上,用艾炷施灸,7壮一换。具有行血散瘀,化结散滞的功效,适用于痈疽等症。

　　(11)隔古钱币灸:将古钱币1枚放置于腧穴上,其上再置以艾炷施灸。该法适用于治疗痈疽疖肿等,

　　(12)熏脐法:又称"蒸脐法""炼脐法"等。将药末敷于脐部,其上放置艾炷施灸。所用药物处方,因病而异。适用于治疗男人阳痿、遗精,妇女宫寒不孕、赤白带下等病症。

　　附方:①麝香15g,丁香9g,青盐12g,夜明砂15g,乳香、木香各9g,小茴香12g,没药、虎骨(狗骨代,量加大)、蛇骨、龙骨、朱砂各15g,雄黄9g,白附子15g,人参、附子、胡椒各21g,五灵脂15g,上药共研细末,备用(《医学入门》)。②上方去白附子、人参,加两头尖((《理瀹骈文》)。③生五灵脂24g,生青盐15g,乳香3g,没药3g,夜明砂(微炒)6g,地鼠粪(微炒)9g,干葱头6g,木通9g,麝香少许,共研细末,备用(《针灸大成》)。

　　**(二)艾卷灸疗**

　　艾卷灸,又称"艾条灸",是将艾绒卷成直径约1.5cm,长约20cm的圆柱状艾卷施灸。艾卷条以卷得均匀结实为佳。艾卷灸疗,通常分为温和灸、雀啄灸和回旋灸3种。如将干姜、丁香、肉桂等药末混在艾绒内制成艾卷时,则称为"药艾卷灸",又称"太乙神针灸"或"雷火神针灸"。

　　1.温和灸

　　将艾卷燃着的一端,在距离腧穴表面3~4cm的高度进行熏烤,当施灸部位出现温热舒适感时,固定不动,连续施灸15分钟左右,以局部出现温热潮红为度。该法具有温经通脉、祛寒散邪的功效,且无任何不良反应,故临床应用最为广泛。

　　2.雀啄灸

　　将艾卷燃着的一端,在腧穴表面,做一上一下,或一左一右的连续

移动,如鸟雀啄食状,连续施灸 15 分钟左右,以局部出现温热潮红为度。适用于急救昏厥及小儿科病症。

3.回旋灸

将点燃的艾卷,在距离皮肤表面 3～4cm 的高度,以直径 3～5cm 做往复回旋施灸,每次灸 15 分钟左右,以局部出现温热潮红为度。主要适用于治疗病变范围较大的风湿痹痛、软组织损伤与皮肤病等。

4.药艾卷灸

亦即太乙神针灸或雷火神针灸,是将药末均匀掺入在艾绒内,卷成结实的药艾卷。使用时,先用 6～8 层纱布块按压在腧穴上,再点燃红艾卷的一端,正对腧穴并紧按在纱布上,使药味气息透入组织深部。如患者感觉太烫时,可略提起片刻,待感觉恢复后再予施灸。如此反复数次,以局部灼热、出现潮红为度。压灸时间不宜过长,以免灼伤皮肤。该法主要适用于治疗风寒湿痹、痿证及某些内脏病症。制作药艾卷的处方用药与方法如下。

(1)雷火神针:适用于治疗风寒湿痹,闪挫肿痛等。处方用药:①艾绒 30g,乳香 3g,没药 3g,麝香 1.5g,硫黄 3g,雄黄 3g,川乌 3g,草乌 3g,桃树皮 3g(《本草纲目》)。②艾绒 9g,麝香 0.6g,丁香 1.5g(《理瀹骈文》)。③艾绒 60g,乳香 9g,麝香少许,沉香 9g,木香 9g,羌活 9g,茵陈 9g,干姜 9g(《针灸大成》)。

(2)太乙神针:与雷火神针并无实质区别,乃雷火神针的进一步发展,广泛用于治疗临床各科常见疾病。处方用药:①艾绒 60g,乳香 3g,没药 3g,麝香 0.9g,硫黄 3g,雄黄 3g,穿山甲(代)3g,草乌 3g,川乌 3g,桃树皮 3g(《针灸逢源》)。②艾绒 30g,乳香 3g,没药 3g,丁香 3g,松香 3g,麝香 3g,硫黄 6g,雄黄 3g,穿山甲(代)3g,桂枝 3g,杜仲 3g,枳壳 3g,槐角 3g,细辛 3g,川芎 3g,独活 3g,白芷 3g,全蝎 3g(孔广培《太乙神针集解》)。

制作方法:上述数方取其一,共研细末,和匀,备用。取桑皮纸 1 张,面积约 30cm²,铺平后,先取艾绒 25g,均匀摊在纸上,再取药末 6g,

均匀掺在艾绒里,然后卷紧,外用鸡蛋清涂抹,再糊上一层桑皮纸,两端预留空纸头,长约 3cm,捻紧空纸头即成。

### (三)艾熏灸疗

**1.烟熏灸**

是将艾绒置于杯子内点燃,通过热烟熏灸一定部位而取效。

**2.蒸气灸**

取清水适量煮艾叶,边煮边使其蒸气熏灸;或艾汤煮好后盛放于盆内用蒸气熏灸取效。

**3.温灸器灸**

是指采用一种特制的工具进行施灸的方法。温灸器种类繁多,亦可自制,一般多用金属制造成圆形或方筒形,周围及底部钻有若干小孔,艾绒在筒内燃烧,使其热烟温熏腧穴表面。该法主要适用于治疗慢性腰痛、腹痛、腹泻、痹症等病症。

## 二、腧穴热敏化艾灸疗

### (一)腧穴热敏现象

腧穴热敏是新发现的疾病在体表的一种反应现象,机体在疾病或亚健康状态下,相应腧穴对热的敏感性异常增高。对热敏腧穴施灸时会表现出一些特殊的灸感,归纳有 6 点。①透热:灸热从施灸点皮肤表面直接向深部组织穿透,甚至直达胸、腹腔。②扩热:灸热以施灸点为中心向周围扩散。③传热:灸热从施灸点开始沿某一路径向远部传导,甚至直达病所。④局部不热远部热:施灸部位不热或微热,而远离施灸的部位则感觉甚热。⑤表面不热或微热深部热:施灸部位的皮肤不热或微热,而皮下深部组织,甚至胸、腹腔脏器感觉甚热。⑥产生其他非热感觉:施灸(悬灸)部位或远离施灸部位产生酸、胀、压、重、痛、麻、冷等非热感觉。上述灸感传导之处,病症随之缓解。如悬灸风门穴,热胀感向肩部传导,多年的肩痛即见缓解;悬灸阳陵泉穴,热胀感向腰部传导,罹患多年的腰部困重紧痛感即见缓解;悬灸天枢穴,热流直透腹腔,几经施灸,多年紊乱的肠功能即明显改善。上述现象的发生有一个共同特征:即相关腧穴对灸热异常敏感,产生了一个"小刺激大反应"(其他相关腧穴对灸热仅产生局部和表面的热感)。这就是腧穴热敏化现象,这些腧穴称为热敏腧穴。

**(二)腧穴热敏的规律**

1.腧穴的热敏现象具有普遍性

对颈椎病、腰椎间盘突出症等 20 种疾病以及与健康人对照的腧穴热敏普查研究表明,在疾病状态下,腧穴热敏现象的出现率为 70%,明显高于健康人(10%)。于寒证、湿证、瘀证、虚证中居多,急性和慢性病均可出现。病愈后腧穴热敏出现率降为 10%左右。表明机体在疾病状态下体表腧穴发生热敏具有普遍性,且与疾病高度相关。

2.腧穴热敏部位具有动态性

以周围性面瘫、腰椎间盘突出症等 7 种疾病患者作为研究对象,并将 469 个热敏腧穴与经穴做对比研究,结果表明,其出现部位呈现出时变的特征,随其病情变化而变化。动态的热敏腧穴与部位固定的经穴重合率仅为 48.76%,与压痛点的重合率为 34.75%。表明热敏腧穴的出现部位仅可以经穴或压痛点为参照坐标来进行粗略定位,而准确定位则必须以热敏灸感为标准。

3.腧穴热敏分布具有证候相关性

研究发现:腧穴发生热敏有其自身的分布规律,如周围性面瘫,热敏常发生在翳风穴;而功能性便秘,热敏则常发生在大肠俞穴;痛经,热敏常发生在关元穴等,说明其分布规律与中医的证候高度相关。

4.艾灸热敏腧穴发动经气感传具有高效性

对面瘫、颈椎病、三叉神经痛等 14 种病症,540 例患者艾灸热敏腧穴激发经气感传的研究表明,艾灸热敏腧穴的经气感传出现率达 94.0%,而悬灸非热敏腧穴的经气感传能高效发动经气感传,是实现"气至而有效,效之信,若风吹云,明乎若见苍天"的切入点。

### (三)热敏灸感与临床疗效的关系

针刺疗法的灵魂与精髓之处如《灵枢·九枢十二原》所说:"刺之要,气至而有效,效之信,若风之吹云,明乎若见苍天,刺之道毕矣",亦即是激发经气,气至病所。我国古代医家已将激发经气、促进气至病所作为提高针灸疗效的一种积极手段。《三国志》在描述名医华佗用针刺治病时说:"下针言,当引某许,若至语人,病者言,已到,应便拔针,病亦行差",这就是对经气感传与针刺疗效关系的生动描述。《针灸大成》:"有病道远者,必先使气直到病所",强调针刺治病时,务必使气至病所。我国近代学者研究表明:经气感传活动是人体经气运行的表现,是人体内源性调节功能被激活的标志。针刺疗效与经气感传显著程度密切相关,经气感传愈显著,针刺疗效好也就愈好。采用激发经气感传,促进气至病所的方法,对治疗一些现代医学棘手的病症常可收到意想不到的疗效。

热敏灸感是指艾热悬灸热敏腧穴(即热敏灸)时所产生的透热、扩热、传热、局部不热或微热远部热、表面不热或微热深部热、非热感等特殊感觉。这与针刺所产生的经气感传活动是一样的,热敏灸感也是人体经气激发与运行的表现,是人体内源性调节功能被激活的标志,热敏灸感常提示艾灸疗效可显著提高。近年来对肌筋膜疼痛综合征等进行辨敏施灸与辨证施灸的灸疗疗效比较研究提示,热敏灸感的产生能显著提高艾灸疗效。如热敏灸对治疗肌筋膜疼痛综合征的显效率从24.0%提高到86.0%,热敏灸治疗膝关节骨性关节炎的显效率从21.05%提高到80.95%等。

### (四)热敏灸疗法

热敏灸是采用点燃的艾材产生的艾热悬灸热敏态腧穴,以激发透热、扩热、传热、局部不热或微热远部热、表面不热或微热深部热、非热感觉等热敏灸感和经气传导,并施以个体化的饱和灸量和消敏灸量,从而提高艾灸疗效的一种新型疗法。

传统的悬灸疗法是以经穴为灸位,局部与表面的温热为灸感,每穴艾灸时间没有个体化的明确灸量指征,造成临床灸疗疗效的潜力未能全部发挥出来。

热敏灸疗法与传统温和灸疗法都是对准腧穴"悬空"施灸的悬灸疗法,但有以下本质的不同。

1.灸感不同

灸感即施灸时患者的自我感觉。对于悬灸疗法,艾热作用于体表部位,自然会产生热感。针刺疗法的灵魂和精髓是"刺之要,气至而有效",即激发经气,气至病所。热敏灸强调要求施灸过程中产生透热、扩热、传热、局部不热或微热远部热、表面不热或微热深部热、非热觉等6种热敏灸感和经气感传,气至病所,而传统悬灸则仅有局部和表面的热感。

2.灸位不同

灸位即施灸部位,热敏灸是在热敏腧穴上施灸,热敏腧穴对艾热异常敏感,最易激发经气感传,产生小刺激大反应;而传统悬灸不要求辨别、选择热敏腧穴施灸,因此激发经气感传的效率很低。

3.灸量不同

灸量,即艾灸的每次有效作用剂量。艾灸剂量由艾灸强度、艾灸面积、艾灸时间3个因素所组成,在前两个因素基本不变的情况下,艾灸剂量主要由艾灸时间所决定。热敏灸疗法每穴的施灸时间因人、因病、因穴而不同,以个体化的热敏灸感消失为度,这是患病机体自身表达出来的需求灸量,所以是最适合的个体化充足灸量即饱和、消敏灸量。而传统悬灸的灸量,每次每穴一般10~15分钟,或者以局部皮肤潮红为度,往往达不到治疗个体化的最佳灸量。

4.灸效不同

多年的研究表明,由于热敏灸激发经气,气至病所,实现前贤"气至而有效"的要求,因此热敏灸的疗效较传统悬灸疗法有大幅度提高。尤其对支气管哮喘、变应性鼻炎、功能性消化不良、肠易激综合征、功能性便秘、原发性痛经、慢性盆腔炎、阳痿、面瘫、颈椎病、腰椎间盘突出症、膝关节骨性关节炎、肌筋膜疼痛综合征等病症有较好的疗效。

（五）热敏灸疗法规律

通过多年的临床研究，发现以下 4 条灸疗热敏规律，从而大幅度提高了灸疗的临床疗效。

1.灸材热敏规律

能有效发动感传的材料就是最佳灸材。以多种材料作为灸材，比较它们激发经气的效率与临床疗效后发现，灸材产生的艾热最易激发经气，发动感传，疗效最好。因此，热敏灸的最佳热刺激为艾热刺激。

2.灸位热敏规律

这条灸疗规律说明热敏腧穴是最佳施灸部位。分别研究艾灸热敏腧穴与非热敏腧穴治疗诸如膝关节骨性关节炎、肌筋膜疼痛综合征、颈椎病、腰椎间盘突出症、感冒、面瘫、功能性消化不良、肠易激综合征、男性性功能障碍、痛经、盆腔炎、支气管哮喘、卒中等病症的疗效差异，结果提示热敏腧穴最易激发经气，发动感传，因此疗效更好。

3.灸量热敏规律

这条灸疗规律说明每次、每穴的施灸剂量，以该穴热敏灸感消失为最佳灸疗剂量（即消敏剂量）。这是个体化的最佳充足剂量，因人而异，因病而异，因穴而异，这是保证热敏灸临床疗效的关键之一。每次给予艾热刺激的量最终取决于敏化腧穴的消敏或脱敏量，达到这个剂量灸疗疗效则明显提高，这时腧穴的热敏态转化为消敏态（即非热敏态）。

4.灸效适应证热敏规律

即凡是出现腧穴热敏的病症就是产生灸效的最佳适应证。临床研究表明"灸之要，气至而有效"，即艾灸能够像针刺一样激发经气，发动感传，而且必须激发经气，发动感传才能提高疗效。由于艾灸热敏腧穴能提高激发经气，发动感传，因此，凡是出现腧穴热敏的病症就是灸效的最佳适应证。临床研究也表明，非热敏腧穴艾灸也能产生一定的疗效，但热敏腧穴艾灸则能大幅度提高疗效。这条规律对于指导医者正确把握灸疗适应证，预测灸疗疗效有着十分重要的临床价值。

### （六）操作技术要点

1.热敏腧穴的探查与定位

热敏灸疗法操作的第一步是探查明确热敏腧穴的准确位置,这是产生热敏灸独特疗效的前提。探查热敏腧穴必须熟悉热敏灸感,选择合适的艾灸材料,采用正确的艾灸方式。热敏腧穴的最佳刺激方式为艾条悬灸,故选择艾条作为热敏腧穴探查的灸材。灸疗环境保持安静,温度保持在 20～30℃为宜。患者选择舒适的体位,充分暴露探查部位,患者肌肉要放松,呼吸要均匀,注意力要集中于施灸部位,体会在艾灸探查过程中的感觉。

热敏腧穴是疾病在体表的特定反应部位,它直接或间接地反映疾病的部位、性质和病理变化。不同疾病的热敏腧穴出现的部位不同,操作上可从粗定位到细定位二步法来进行。

（1）粗定位:热敏腧穴的粗定位是指疾病状态下,相关腧穴发生热敏化的高频率大致区域。腧穴发生热敏化是有规律可循的,即有其高发部位。如感冒、变应性鼻炎的热敏腧穴高发部位在上印堂区域;支气管哮喘的热敏腧穴高发部位在肺俞区域等。了解这一点,就能针对性较强地在某一个或几个狭小区域对热敏腧穴进行准确定位或细定位。

（2）细定位:热敏腧穴的细定位是指在上述粗定位的狭小区域内对热敏腧穴的准确定位。热敏腧穴在艾热的刺激下,会产生以下 6 种灸感:①透热;②扩热;③传热;④局部不热或微热远部热;⑤表面不热或微热深部热;⑥其他非热感觉。只要出现一种或一种以上灸感就表明该腧穴已经发生了热敏化,即热敏腧穴。产生这种灸感的部位即为热敏腧穴的准确定位处。

2.细定位的探查手法

（1）回旋灸:用点燃的艾条一端与施灸部位距离皮肤 3cm 左右,不固定地反复旋转施灸,以患者感觉施灸部位温热潮红为度。该灸法有利温热施灸部位的气血。

（2）循经往返灸:用点燃的艾条在患者体表,距离皮肤 3cm 左右,沿经脉循行方向往返匀速施灸,以患者感觉施灸路线温热潮红为度。该灸法有利于疏通经络,激发经气。

(3)雀啄灸:用点燃的艾条一端与皮肤不固定在一定的距离,像鸟雀啄食一样,一上一下活动施灸。该灸法有利于施灸部位进一步加强敏化,从而为局部的经气激发,产生灸性感传奠定基础。

(4)温和灸:用艾条的一端点燃,对准腧穴或患处,约距离皮肤 3cm左右施灸,使局部有热感而无灼痛感为宜。温和灸有利于施灸部位进一步激发经气,产生感传。

热敏腧穴的探查手法通常是上述 4 种手法的密切配合。按上述前3 种手法顺序每种操作 1 分钟,反复重复上述手法,灸至皮肤潮红为度,一般 2～3 遍即可,然后再施以温和灸手法。在此过程中,患者要集中注意力,细心体会施灸部位的灸感变化情况,当出现上述 6 种热敏灸感的任何一种时,应及时告知施灸者,这时热敏灸感的产生部位即为热敏腧穴的准确部位。

某些患者罹患的慢性病处于稳定期,腧穴热敏化可能为迟发型,可采用强壮穴(神阙、关元、大椎、肾俞、足三里等)施以温和灸法的激发方法来提高患者的整体经气水平,然后采用上述手法再进行探查。

**(七)选穴原则**

在探查出来的所有热敏腧穴中,按以下原则选取最佳的热敏腧穴进行热敏灸治疗。

1.以出现热觉灸感经过或直达病变部位的热敏腧穴为首选热敏腧穴。

2.以出现非热灸感的热敏腧穴为首选热敏腧穴,而痛感又优于酸胀感。

3.以出现较强的热敏灸感的热敏腧穴为首选热敏腧穴。

**(八)具体施灸方法**

热敏灸疗法采用艾条悬灸的方法进行,可分单点温和灸、双点温和灸、三点温和灸、接力温和灸和循经往返灸 5 种。

### 1.单点温和灸

将点燃的艾条对准一个热敏腧穴,在距离皮肤 3cm 左右施行温和灸法,以患者无灼痛感为度。该种灸法有利于激发施灸部位的经气,发动灸性感传,开通经络。施灸时间以热敏灸感消失为度,不拘时间。

### 2.双点温和灸

即同时对两个热敏腧穴进行艾条悬灸操作,分单手双点温和灸和双手双点温和灸。操作手法包括回旋灸、雀啄灸、循经往返灸、温和灸。双点灸有利于传导经气,开通经络。具体操作以热敏灸感消失为度,不拘施灸时间。

### 3.三点温和灸

包括 T 形温和灸和三角温和灸两种,即同时对 3 个热敏腧穴进行艾条悬灸操作。操作手法包括回旋灸、雀啄灸、循经往返灸、温和灸。三点灸的适用部位为颈项部、背腰部、胸腹部,如风池(双)与大椎、肾俞(双)与腰阳关、天枢(双)与关元等。三点灸有利于接通经气,开通经络。具体操作以热敏灸感消失为度。

### 4.接力温和灸

在上述施灸的基础上,如热敏感传不能达到病所,则再取 1 支点燃的艾条放置于感传所达部位的端点,使热敏灸感继续向前传导,这样可延长感传的距离。

### 5.循经往返灸

该法既可用于探查腧穴,同时也是治疗的常用手法。具体操作:是用点燃的艾条在患者体表距离皮肤 3cm 左右,沿经脉循和往返匀速移动施灸,以患者感觉施灸路线温热为度。循经往返灸有利于疏通经络,激发经气。该法适用于正气不足,感传较弱的患者,如卒中患者可在偏瘫一侧施以该法。

### (九)艾灸剂量

热敏灸的艾灸剂量是由艾灸强度、艾灸面积、艾灸时间 3 个因素所组成的,在前两个因素基本不变的情况下,艾灸剂量主要由艾灸时间所决定。在施行热敏灸时,每穴的施灸时间不是固定不变的,而是因人、因病、因穴而不同的,是以个体化的热敏灸感消失为度的施灸时间。不同的热敏腧穴施灸时,从热敏灸感产生至热敏灸感消失所需的时间是不同的,从 10～200 分钟,这是热敏腧穴的最佳个体化施灸剂量,达到这个剂量灸疗疗效明显提高,这时腧穴的热敏态转化为消敏态(即非热敏态)。

**(十)适应证**

临床上凡出现热敏腧穴的疾病,无论是热证,还是寒证、实证、虚证,皆是热敏灸疗法的适应证。

热敏灸对下述病症能明显提高疗效:膝关节骨性关节炎、肌筋膜疼痛综合征、颈椎病、腰椎间盘突出症、感冒、面瘫、功能性消化不良、肠易激综合征、男性性功能障碍、痛经、慢性盆腔炎、变应性鼻炎、支气管哮喘、缺血性卒中等。

**(十一)注意事项**

为保证热敏灸疗法安全、有效,施治时必须注意以下几点。

1.应详细了解操作过程,解除患者对艾灸的恐惧感或紧张感。

2.应根据患者年龄、性别、病情、体质等情况,采取舒适的并能充分暴露施灸部位的体位。

3.施灸剂量应根据病情的不同、个体的差异而有所不同。

4.婴幼儿、昏迷者、感觉障碍、皮肤溃疡处、肿瘤晚期、出血性脑血管病(急性期)、血液病、大量吐(咯)血、孕妇的腹部和腰骶部,皆禁止施灸。

5.在过饥、过饱、过劳、酒醉等情况下,皆不宜施灸。

6.艾灸局部可能出现水疱,水疱较小时,宜予保护,勿使破裂,一般数日后即可自行吸收。如水疱过大,可用注射器从水疱基部刺入,将渗出液吸出后,从原穿刺孔注入适量的庆大霉素注射液,并保留 5 分钟左右,再吸出药液,外用消毒纱布覆盖,一般数日可痊愈。

7.要注意防止艾火脱落灼伤患者皮肤,或烧坏衣服、被褥等物品。

8.治疗结束后,必须将燃着的艾火熄灭,以防复燃。

**(十二)热敏灸"十六字技术要诀"**

热敏灸的操作技术关键可用十六个字来进行概括:探感定位、辨敏施灸、量因人异、敏消量足。前两句是有关施灸部位的操作技术关键,后两句是有关施灸剂量的操作技术关键。现介绍如下。

1.探感定位

热敏灸在腧穴选取上和传统选穴有所不同,是以感觉法确定最佳施灸部位,即以出现6种热敏灸感的部位为最佳施灸部位,因此需要以艾热为刺激探查不同部位的灸感,从而确定热敏腧穴。

2.辨敏施灸

不同的热敏灸感提示着不同的艾灸信息,尽管这些都是热敏穴位,但有首选与次选之分,这些均需要进行分析、辨别。如以出现热敏灸感经过,或直达病变部位的热敏腧穴为主选热敏穴位;或以出现非热敏灸感者为主选热敏穴位,而非热灸感中又以痛感优于酸胀感;也可以出现较强的热敏灸感者为首选热敏穴位。在对上述热敏化穴位的分析辨别基础上采用相应的悬灸方法施灸。

3.量因人异

热敏灸疗法每穴的施灸时间因人、因病、因穴不同,以个体化的热敏灸感消失为度。不同的热敏腧穴施灸时从热敏灸感产生至热敏灸感消失所需要的时间是不同的(10~200分钟),这就是热敏腧穴的最佳个体化施灸剂量。

4.敏消量足

热敏灸疗法强调每次艾灸要达到个体化的消除腧穴敏化状态的饱和量,这是保证热敏灸临床疗效的关键。刺激量取决于热敏化态腧穴的消敏或脱敏量,达到这个剂量灸疗疗效就明显提高,这时腧穴的热敏态转化为消敏态(即非热敏态)。这个艾灸剂量就是这个热敏腧穴的最佳充足剂量。

### 三、灯火灸疗

灯火灸疗,又称"烧灯火灸法""灯草灸""神灯灸""灯心灸"等,俗称"打灯火""爆灯灸""灯花灸"等,是一种民间沿用已很久的简便灸疗。灯火灸疗出自《本草纲目》,是以灯心草蘸油,点燃后,灼灸于穴位或患部以治疗疾病的一种施灸方法。该方法以灯心草为热源进行灸疗,具有与艾灸同样的治疗效应,属灸疗中的热灸范畴,故《中国针灸大辞典》称:"热灸,称利用各种热源进行灸的方法,如艾灸、灯火、灼灸等。"

#### (一)施灸材料

灯火灸施灸简便,所需材料与用具不是很多。通常只需预备灯心草数支;植物油、油灯或蜡烛、火柴或打火机、普通消炎药膏等。

1.施灸用具

植物油(豆油、花生油、香油等)1 瓶,油灯 1 具或蜡烛 1 支,火柴 1盒或打火机 1 只,普通消炎药膏 1 支,甲紫药水 1 瓶。

2.施灸原料

灯心草数支。

#### (二)施灸方法

该法操作简单,疗效灵验,对某些病症,往往治疗 1～2 次便能获效,所以颇受患者的欢迎。常用施灸方法有 5 种。

1.明灯爆灸术

又称"明火直灸法",俗称"爆灯火"。具体操作:取灯心草 10cm(3～4 寸)长,或采用纸绳,蘸取麻油或其他植物油少许,浸透 1.5～3.0cm(0.5～1.0 寸),用火柴或打火机点燃,待起火苗后,用快速的动作,对准选好的穴位,猛一接触,便听到"叭"的一声,即迅速离开,视作 1壮。如无此声响,当即重复操作 1 次。灸后局部皮肤稍见灼伤,偶可起小水疱,待 3～4 日后水疱自然吸收而消失。该术适应证广泛,常用于治疗急症,包括小儿急性病。民间普遍用于治疗各种常见病、多发病。

操作时,要注意蘸油不要过多,取穴要准确无误,操作要稳妥、迅速,接触皮肤后不能停留。

2.阴灯灼灸术

又称"阴灯灸法"或"熄灯火搽法"。具体操作:取灯心草1支,长约10cm,将灯心草蘸植物油点燃约半分钟,随即吹灭灯火,停留约半分钟,待灯心草温度稍降,利用灯火余烬点于治疗穴位上灼灸,一触即起为1壮,每穴可雀啄般地灼灸1～3壮。该术具有安全可靠的特点,无灼伤之弊,且疗效颇佳,又可消除患者恐惧心理。适用于各种急性和慢性病症的治疗。

3.压灯指温熨术

具体操作:施术者取灯心草1～3支,蘸取植物油后点燃明火,然后将拇指指腹压在灯心草火上,旋即将拇指指腹的温热迅速移压在患部或治疗穴位上熨灼;如此反复做3～5次。该术属间接熨灸,适用于婴幼儿、老年人和虚弱性慢性病症。具有安全可靠,不直接灼灸皮肤等优点,患者易于接受,通常多用于2周岁以下的婴幼儿治疗,也可用于害怕灯火灸灼的患者。

4.灯心炷灸术

又称"灯心炷明灸法"等,为直火灸术。具体操作:施术者取灯心草1～2支,用剪刀预先剪成1cm左右长,此即谓"灯心炷"。再将剪下的"灯心炷"浸泡在装有植物油(菜籽油、花生油、麻仁油等均可)的容器内。治疗时,将油浸的灯心炷稍做滴干,然后用小镊子夹灯心炷竖直置于患部或治疗穴位上,以火柴(或打火机)点燃,任其燃烧。每燃完1炷为1壮,每穴烧1～2壮。该术与艾炷灸疗同理,属直接着肤灸。适用于妇女、老年等慢性、虚损性疾病的治疗。灸后局部皮肤微见烧灼伤,局部可涂甲紫药水,以防感染。

5.灯火隔艾叶灸术

又称"明灯隔艾爆灸法",属民间间接灯火灸。具体操作:医者于术前取陈艾叶5～10片,置于盛装白酒的容器内浸渍湿透;施灸时,将浸湿白酒的艾叶(不可撕破),带酒贴敷于施灸的穴位上。旋即取灯心草

1～2支捐成长 3cm 左右,蘸上植物油,点燃明火,以稳、准、快的动作,直接灸于艾叶中点处,使明火猛一接触艾叶即熄灭为 1 壮。一般灸 1 壮即可。也可按病情需要,连灸 2～3 壮。该术适用于寒性疼痛症,如风寒湿痹、风寒头痛、寒性痛经、寒性关节炎、阴疽、瘰疬、膝风等慢性病症。

### (三)施术要点

**1.体位选择**

施灯火灸要注意选取适当的体位,使受术者感觉舒适,施术者取穴容易,施灸才能正常、顺利进行。一般而言,灯火灸时的体位选择原则与针灸大致相同,视其所取的部位灵活掌握。临床常用的体位姿势有以下几种。

(1)仰靠坐位:适用于头面、颈前和上胸部施术。

(2)俯伏坐位:适用于头顶、后项和背部施术。

(3)侧卧位:适用于侧身部以少阳经为主的穴位施术。

(4)仰卧位:适用于胸、腹部施术,以任脉、阳明经和足三阴经穴位为主。

(5)伏卧位:适用于腰背部施术,以督脉、足太阳膀胱经穴位为主。

(6)坐位、仰位和侧卧位:适用于四肢部施术。

**2.选准穴位**

灯火灸属穴位刺激疗法之一。灸疗效果与取穴的准确与否有很大的关系,所以施术前,施术者务必根据中医望、闻、问、切四诊来了解病情,做出明确诊断,然后精心选准穴位。

**3.施灸顺序**

灯火灸的施灸顺序,一般与艾灸的顺序基本相同,总的原则是遵循"先灸阳后灸阴,先灸上而后灸下,先灸头身后灸四肢,先灸少后灸多"的施灸顺序进行。灯火灸时,一般是先灼阳侧后灼阴侧,先灼上部后灼下部,经络先取阳经再取阴经,在身躯先灼背部后灼腹部,先灼头部后灼四肢等。这些先后顺序,是总的原则。具体施灸时,可按实际需要,灵活掌握,不必拘泥于上述原则。

4.具体施术操作

灯火灸的具体施术一般分以下3个步骤进行。

(1)点穴:灯火灸疗效的好坏,和取穴准确与否关系很大。施灸前,必须先取准穴位。为了防止施术时发生差错,在选定穴位后,可先用色笔于取准的穴位处做一记号,以便于施灸,这称作"点穴"。

(2)燃火:又称"点火"。施术者取灯心草1支,3~5cm长,将其一端浸入植物油中约1cm左右,用右手拇指、示(食)指捏住灯心草上1/3处,将蘸油的灯心草在乙醇灯火(煤油灯、蜡烛等均可)上点燃明火,这就称作"点火"。

(3)爆淬:即"爆灸"或"淬灼",是施灸时的具体方法。施术者手持点燃的灯心火,将其点燃火的一端慢慢向穴位处移动,当移至穴旁时稍停片刻,待火焰略一变大,立即点触于穴位上爆淬(勿触得太重或离穴位太远),此时从穴位点引出一股气流,从灯心头部爆出,随之发出清脆的"叭"的爆破声,火亦随之熄灭。灼灸的次数,可根据病情需要,灵活掌握,一般2~4次。灸后局部应保持清洁、干燥,以防止发生感染。

**(四)施灸疗程**

灯火灸疗十分注重治疗时机,强调轻病早治,急病速治,慢性病长期治。因此,灸治的疗程长短和疗程间的相隔时间等,可根据患者的身体虚实情况和不同疾病的需要灵活掌握。一般来说,有如下应遵循的原则。

1.急性病疗程宜短

对于急性病与急性痛症,如感冒、急性腮腺炎等病,宜每日施灸1次,连灸1~3次,即可望获愈,故疗程相对较短。

2.慢性病疗程宜长

对于某些慢性病和顽固性疾病,如瘰疬(淋巴结核)、乳腺囊性增生病、骨质增生等病在短期内治疗一时难以奏效,通常需灸疗1~3个月才能逐渐出现疗效,所以其疗程就应持续时间较长。

3.施灸间隔与疗程

灯火灸有轻微、小面积灼伤,一般 3～5 日施灸 1 次,以免过频灸灼造成皮肤损伤。对于急性病和急性疼痛的患者,应每日 1 次,但应避开原灸火点,5 次为 1 个疗程。慢性病与顽固性疾病,其间隔时间宜短,一般 2～3 日灸 1 次,5～10 次为 1 个疗程。常见病、多发病的间隔时间不应过长,通常 1～2 日灸 1 次,5～7 次为 1 个疗程。对于一些危重患者的抢救,如中风晕厥、休克、崩漏等病症,一般不需间隔,宜频灸至获愈为止。

4.疗效的巩固与善后

某些慢性病症虽经灸疗后取得了一定疗效,但为了增强抗病能力,防止复发,则往往需继续治疗 1～2 个疗程,以扶正祛邪,进一步增强疗效。

（五）注意事项

1.动作要熟练

为了能熟练地掌握施灸技术,手腕部的弹力练习应经常进行。施灸时手持灯火,以稳、准、快的动作对准所选穴位,做到一触即离,发出爆响"叭"声即告成功。

2.做好受术者的思想解释工作

施灸前,向受术者解释清楚该术的特点、疗效等,给予安慰,以消除受术者害怕火灼的心理,增强信心,使受术者能正常配合施灸。

3.选准穴位

施灸时,要妥善选择好受术者的体位,因体位与取穴准确与否有着直接的关系,嘱受术者不要移动体位,以免出现取穴误差而影响疗效,甚至造成不良后果。

4.注意禁忌证

面部及五官区域、大血管及重要器官、黏膜附近等,皆不宜施灸。妇女妊娠期,腰骶部、少腹部,均不宜施灸。另因该术属火热性刺激,大凡实证、热证病症,亦不宜施灸。

5.预防皮肤感染

因小儿皮肤娇嫩,取穴宜少,宜阴灯灼灸,不提倡明灯爆灸。灸后局部出现轻微的火灼焦点,应保持局部干燥、清洁,并外涂普通消炎药膏,以预防继发感染。并嘱其不要用手指抓破或擦拭,以免发生感染。灸后,一般虽无瘢痕等后遗症,但灼灸局部常遗有灼热、痒感。偶见小水疱,应用消毒针挑破,挤去黄水,涂以甲紫药水或普通消炎药膏,加以保护,防止搔抓,以免继发感染。

## 四、温针灸疗

温针灸疗,又称"温针灸法""传热灸"或"烧针尾"等,最早出现于《伤寒论》一书。明·高武《针灸聚英》曰:"近有为温针者,乃楚人之法。其法针于穴,以香白芷做圆饼套针上,以艾蒸温之,多以取效。"可见该法已流传很久了。该法颇有一举两得之妙,既达到留针目的,又因加热于针柄,借助针体将热量传入机体深部,其适应证非常广泛。

施行温针灸时,首先选略粗之长针柄,一般以 28 号以下的最佳,长短要适度,刺于肌肉深厚处。进针后行针,得气后,留针不动,针根与皮肤相距 0.2~0.3 寸为宜。将硬纸片剪成方寸块,中间钻一小孔,从针柄处套入,以保护穴位周围皮肤,防止落下的艾火烧烫伤。再取艾绒适量,用右手拇、食(示)、中三指,搓成如枣核大小之形状,中间捏一小痕,贴于针柄上,围绕针体一搓,艾绒即紧缠于针柄上。然后用火柴或打火机从艾炷下面的周围点燃,燃尽自灭,再换艾炷,一般施灸 3~5 壮,穴位内有发热的感觉即止。

施灸时如感觉不发热,可将艾炷下移一些,若患者感觉太热或疼痛,可将艾炷向上提高点,以感觉温热而不灼痛为度。

施治过程中,必须小心,防止折针。烧过多次的毫针最易从根部折断,必须引起足够的重视。医生也应在平常反复练习缠绕艾炷的技巧,熟练时一触即妥,只需几秒便应能将艾绒牢固地缠在针柄上。温针灸时的艾炷要求光圆紧实,切忌松散,以防止脱落。

该法适用于虚寒性、风湿性疾病,关节、腰骶部酸痛,寒冷性麻木不仁,腹泻、腹胀、便溏等虚损性病症。

# 五、其他热灸疗

**1.硫黄灸**

取硫黄一块,随疮口大小放置于疮口上,然后点燃施灸,称为硫黄灸。该法主要适用于治疗顽固性疮疡及形成瘘管者。

**2.黄蜡灸**

据《医宗金鉴》记载,该法主要用于治疗痈疽、疔疮等外科病症。施灸时,用适量面粉调制成面团,在痈疮周围围上一圈,高出皮肤 3cm 左右,圈内放置黄蜡片适量,再用炭火施灸,使黄蜡熔化,局部有热感即可。如疮疡肿毒较深,用该法施灸局部不觉热痛,可随灸随添黄蜡,直至患者有痒感后痛不可忍,便即停止施灸。此时注入凉水,待其冷却后,去掉面团与黄蜡即可。该法主要用于治疗各种无名肿毒、痈、疖、臁疮等外科疾病。

**3.灯火灸**

又称"油捻灸",即以灯心草蘸取香油,点燃后快速按在腧穴表面。具有疏风解表,行气化痰,开窍息风的功效。该法具有简便效捷、取材容易、价格低廉的特点。适用于治疗小儿惊厥、小儿消化不良、小儿腮腺炎、疟疾、胃痛、腹痛、肠炎等病症。

**4.桃枝灸**

取干燥桃枝作灸材,使用时,以 3～5 层棉纸衬于患处,将桃枝蘸麻油点燃,再吹灭,然后乘热施灸。适用于治疗风寒湿痹、心腹冷痛及阴疽等病症。

**5.桑枝灸**

取干燥桑枝作灸材,一端点燃后,迅速吹灭火焰,然后对准疮口施灸,以灸至疮口发痒为度。适用于治疗顽固性背疽、淋巴结结核、小腿溃疡等病症。

6.阳燧灸

又称"药片灸"。药以硫黄末为主,辅以其他药物制成药片后施灸。根据不同的病症,可采用不同的药片施灸。

7.烟草灸

即以烟卷代替艾卷施灸。具有温经散寒的功效。

8.火柴灸

即点燃火柴后,对准腧穴迅速点压施灸。具有强身壮体、强肾壮阳的功效。

# 第二节　非火热灸疗

## 一、天灸

天灸,又称"自灸"。该法最早见于宋·王执中《针灸资生经》一书,近代又称为"发疱疗法"。天灸是采用对皮肤表面有刺激的药物敷灸于腧穴或患处,使其局部充血、起疱如同灸疮,以其能发疱如火燎,故名曰灸。具体灸法有如下几种。

1.毛茛叶灸

毛茛叶适量,捣烂后敷灸于腧穴表面,当患者出现刺激感,继而局部发红充血,然后起疱,发疱后,局部有色素沉着,不久即可消失。治疗寒痹时,敷灸局部腧穴;治疗疟疾时,敷灸寸口(桡骨茎突内侧,桡动脉搏动明显之处)、经渠穴或内关、大椎穴。

2.白芥子灸

白芥子适量,研细末,加水调成糊状,置于腧穴上,可治疗各种痹痛。也可取延胡素30g,细辛、甘遂各15g,麝香1.5g,共研细末,调成糊状后,敷灸于膏肓、肺俞等穴以治疗支气管哮喘。敷灸后局部有麻痛感,待1～2小时后即可消失,10日为1个疗程。

3.吴茱萸灸

吴茱萸适量,研细末,以陈醋适量调和后,敷灸于双足心（涌泉穴）,每日 1 换。适用于治疗小儿水肿病。若敷灸于脐周,则适用于治疗胃寒呕吐及虚寒久泻等。

4.斑蝥灸

斑蝥少许,研细末,用甘油调和后敷灸于穴位上施灸。由于该药具有强刺激作用,故可引起皮肤起疱。适用于治疗各种顽癣,孕妇忌用。

5.蓖麻子灸

蓖麻子适量,去外壳,捣烂后备用。如敷灸于百会穴,可用于治疗子宫脱垂;如敷灸于双足心（涌泉穴）,则可治疗滞产。

6.甘遂灸

甘遂适量,研细末加水调制成糊状,敷灸于大椎穴,用以治疗疟疾。

7.旱莲草灸

鲜墨旱莲适量,捣烂后敷灸于大椎穴,用以治疗疟疾。

8.冷淋灸

白矾适量,研细末后填满脐部,再用新汲水（鲜泉水更佳）注滴入,遂觉冷气透入腹中,可治热证,通二便。如脐平腹,可用他物将脐周围起,再按上法操作。

9.蒜泥灸

紫皮蒜适量,捣烂如泥,敷灸于合谷穴处,可治疗扁桃体炎;敷灸鱼际穴,可治疗喉痹。

# 二、化学灸

化学灸是近年来应用于临床的一种具有独特风格的灸疗,是在中医传统灸疗的基础上,根据中药的不同性能特点,结合现代化学技术而发展起来的一项灸疗新技术,它的诞生扩大了灸疗的治疗范围,在灸疗发展史上又增添了新内容。化学灸疗非常简便,操作时只需将预先制好的化学灸药片或药膏敷灸于腧穴上,然后滴入特制的药水,待发生化学反应,产生适宜人体的温热刺激的热量,透入经络、腧穴,从而达到疏通经络、宣导气血、活血止痛、温经散寒的目的,直接起到了灸疗的作用。目前临床所用的药片、药膏均由中药制成。

# 第三节　其他灸疗

## 一、电热灸疗

电热灸疗是以电热作为热源代替艾灸的一种灸疗方法。由于该法在治疗过程中无烟、无灰尘、无味、安全、卫生,极有可能在临床能得到进一步推广。目前,由于患者对艾火灸疗已经习惯,因此现在应用电热灸治疗还不很普遍。电热灸是在特制的电热灸器上先行通电,达到一定温度后,便在相应的腧穴表面做灸熨。使用过程须掌握适当的温度及治疗时间,亦可由仪器本身控制温度及治疗时间,可在几个腧穴同时进行施治。灸治时间、疗程及适应证等与艾火灸基本相同。

## 二、红外线热灸疗

红外线热灸疗是指利用红外线辐射器在人体腧穴上做照射,以达到疏经通络、宣导气血、扶正祛邪的目的。红外线灸疗的特点是:①操作简便;②适应范围较广;③热辐射穿透较深;④热量恒定。因而具有一定的发展前途。

### (一)治疗剂量

主要取决于病变情况、机体状态。大凡病变早期、急性期,年老体弱者,病变部位距离心脏较近等,宜用较小剂量。相反,四肢、腰部等慢性风湿性疾病,神经、肌肉、关节疾病等,宜用较大剂量。300W(瓦)以下属小剂量,800W(瓦)以上属大剂量,两者之间为中等剂量。

### (二)灸疗方法

患者取舒适体位,裸露照射部位。将仪器的辐射头移至腧穴的上方处,距离一般是:500W(瓦)以上为 50～60cm;300 瓦左右为 30～40cm;200W(瓦)以下为 20cm 左右。每次照射时间 3～5 分钟,每日 1～2次,10～20 次(10 日)为 1 个疗程。患者经照射后,应休息 10 分钟左右再离去。

**(三)适应证**

**1.内科及小儿科疾病**

慢性支气管炎、胸膜炎、胃痉挛、慢性胃肠炎、肠胃功能紊乱、风湿性关节炎、慢性肾炎等。

**2.神经科疾病**

多发性末梢神经炎、神经根炎、神经痛、脊髓灰质炎后遗症、面神经麻痹等。

**3.外科疾病**

软组织损伤、扭挫伤、腰肌劳损、肌炎、滑囊炎、手术后粘连等。

**4.皮肤科疾病**

湿疹、神经性皮炎、皮肤溃疡、皮肤瘙痒症等。

**5.妇产科疾病**

产后缺乳、慢性盆腔炎、月经失调等。

**(四)调养护理**

1.照射过程中,患者不得移动体位,以免造成烫伤,并随时注意局部反应。

2.在整个治疗过程中,如见患者出现头晕、心慌、发热等不良反应时,均应暂停治疗。

3.如照射近眼区部位时,应用棉垫保护好双眼。

# 三、艾灸仿灸仪

艾灸仿灸仪,又称"仿灸保健仪",是根据艾灸在燃烧时所发射的光谱,运用仿真技术作模拟,充分发挥传统灸疗温通经络、补气活血、化瘀消肿、祛湿止痛的功效,避免了传统灸疗燃烧缓慢、烟雾较大、易被灼伤、操作麻烦的缺点，并使光辐射具有脉络灸特点，以增强疏通经络的作用，其适应证及调养护理与红外线热灸疗相似。

## 四、电热药灸仪

电热药灸仪与传统灸疗相对比，具有无烟尘、无灼伤、耗药小、使用极为方便等诸多特点。治疗时将药物放在灸头上，并置于腧穴就可进行施治。但目前此类仪器都不具备温度自动调节功能，无法恒温。为克服其缺点，目前正在研制体积较小、温度恒定、使用安全可靠的各类灸疗仪器供临床选用。

## 五、多功能艾灸仪

多功能艾灸仪具有艾灸与磁疗同时进行、不燃烧、无污染、自动控温等诸多特点。当磁性灸头作用于艾绒及腧穴时，可加速腧穴局部的血液循环。设在磁环中的加热部分在对艾绒加温的同时，对腧穴也进行了加热，使得皮下毛细血管扩张，使磁化及加热后艾绒的挥发物和有效成分迅速渗透至腧穴，从而起到治疗作用。该仪器还设有隔物灸槽、温针灸孔，可进行隔物灸及温针灸，还可实施化脓灸，并可随时设定和检测被灸腧穴而避免灼伤患者皮肤。

# 参 考 文 献

1.许能贵.临床针灸学.北京:科学出版社,2015.

2.王华杜,元灏.针灸学.北京:中国经济出版社,2012.

3.梁繁荣.针灸学.北京:人民卫生出版社,2012.

4.贾春生,黄泳.针灸学.北京:科学出版社,2013.

5.郭义.针灸学.北京:中国医药科技出版社,2012.

6.汪安宁.针灸学.北京:人民卫生出版社,2010.

7.梁繁荣.针灸学(第二版).上海:上海科学技术出版社,2006.

8.孙国杰.针灸学(第二版).北京:人民卫生出版社,2011.

9.石学敏.针灸学.北京:中国医药科技出版社,2007.

10.张吉.针灸学(第二版).北京:人民卫生出版社,2006.

11.高希言,王晓田.针灸学教案.北京:人民军医出版社,2011.

12.王凡星.针灸临床诊疗纲要.北京:人民军医出版社,2009.

13.程海英.针灸临床使用手册.北京:人民卫生出版社,2013.

14.李帮权.针灸临证手册.北京:人民军医出版社,2008.

15.刘茜.针法灸法.北京:人民卫生出版社,2010.